U0289657

愿你拥有
更好的人生

yuan ni yong you geng hao de ren sheng

自闭症儿童治疗手记

〔加拿大〕何琬彤 著

民主与建设出版社
Democracy & Construction Publishing House

图书在版编目（CIP）数据

愿你拥有更好的人生 / 何琬彤著. -- 北京：民主
与建设出版社, 2016.3

ISBN 978-7-5139-1037-8

Ⅰ.①愿… Ⅱ.①何… Ⅲ.①小儿疾病－孤独症－康
复训练 Ⅳ.①R749.940.9

中国版本图书馆CIP数据核字(2016)第056252号

出 版 人：许久文

责任编辑：刘　芳

整体设计：@嫁衣工舍

出版发行：民主与建设出版社有限责任公司

电　　话：(010)59419778　　59417745

社　　址：北京市朝阳区阜通东大街融科望京中心B座601室

邮　　编：100102

印　　刷：固安县保利达印务有限公司

版　　次：2016年8月第1版　2016年8月第1次印刷

开　　本：16

印　　张：15.25

书　　号：ISBN 978-7-5139-1037-8

定　　价：36.00元

序

　　最初在网络上发表跟儿童自闭症工作有关的单元故事，本是因为这份特别的工作中有太多的见识及趣闻，每一天工作过后都能获得新的见识或感受，希望能纪录下来以便自己留念，没成想故事最终能结集成书，实在是一大惊喜。惊喜过后，同时也产生了一种责任感。虽然强化行为干预（Intensive Behavior Intervention，简称IBI）这一治疗方式在北美极为流行，但在作者的出生地香港及国内却只是刚刚起步。香港及国内以强化行为干预作为训练方式的治疗中心少之又少，更不用说现时在缺乏辅助人手的情况下将自闭症患者融入主流教育制度的诸多弊处。要令患有自闭症的孩童接受到最佳的教育方式，除了需要在教育制度上作出适当的变更外，社会上对自闭症这一个谱系障碍的认知也需要得到大力加强。

　　我曾经在一个规模颇大的医学网站上进行有关自闭症治疗方式的查询，并饶有兴趣地逐一看完了查询底下的回应，发现当中有人极其认真地认为爱便是解决一切的方法，只要给予孩子足够的爱，孩子在感受到后便会慢慢懂得回应。我看到后心中五味杂陈，在好笑之余也不由感叹我们社会对自闭症的认识实在太不够了。

　　在治疗训练当中对孩子的爱诚然不可或缺，但若以爱作为一种"治疗"方式，会怎样耽误孩子的进步和成长实在难以想象！网络上充斥着各种难辨真伪的信息，当然其中也许有对自闭症有所帮助的，

1

但在尝试一种治疗方式前，家长必须清楚明白各种治疗方式的凭据，以及尽量查考各种中立媒介（如大学研究所）对这种治疗方式的考证，以免把孩子宝贵的早期疗育时光浪费在没有检验效果的治疗方式上。

我成为行为治疗师后接触过很多不同个案。除了有关强化行为训练的知识有所增长外，最大的收获是，从很多治疗师及课程主任身上学习到了一种正确的态度：不断收集数据，以数据作为一切训练的标准。若数据显示治疗方式未能在预期内有效改善问题行为，便应该立刻中止这种无效的训练，去尝试其他训练方式。

这几年间我渐渐学会放手让学生独自尝试我认为他们做不到的动作或题目，结果往往出人意料。这也令我不再盲目相信自己的主观判断，同时也学会对孩子提出恰当的要求并努力贯彻，适时赞赏学生小小的成功等。

我也遇到过很多这样的案例，很多学生的问题行为在学校里基本上消失得无影无踪，但一旦回到家中便会通通爆发出来。看过学生在学校里所展现的潜质，我常常希望学生下课回家后我也能陪在他们身边，将平日学校里的要求一天二十四小时严格贯彻下去，让学生的问题行为能够在学校和家中都降到最低。

虽然有时候我们难以察觉，但应用行为分析（Applied Behavior Analysis）这种教学方式其实能随时应用于生活中。也许是因为工作太久，不知不觉产生了一种职业病。某天当我家的猫不断喵喵叫想要在下午四点吃晚餐时，我不自觉地拿出了平日教导学生时的语气及标准，要求我家的胖猫要至少彻底安静五秒才能得到属于她的一口食物

（即强化物，Reinforcement ）。虽然目前效果还不够理想，但我深信，假以时日这个训练一定能够取得成功。

当得悉这些故事要结集出版，家人和我都认为这是一种奇妙的缘份。无论是在网络上发表，或是作为书本出版，我希望我的故事至少能够让读者对自闭症产生好奇，从而去尝试理解这一个特别的谱系障碍。同时我也希望通过这些故事能够让读者体会到行为治疗师们对待学生的坚持——坚持奖励他们每一小步的成功，坚持在问题行为面前不退让，以及坚持找出一个最好的解决方法，帮助他们成长、自立。

最后，谨将这本书献给一直给予我最大支持的丈夫埃德蒙德，温柔、乐观、坚强的爸爸，无止境地爱我、以身作则教育我的妈妈，以及一路以来给予我关爱与谆谆教诲的亲友。

目　录

第一部分　察觉孩子的与众不同

第一章　关于自闭症 / 3

1.1　七彩光谱：自闭症谱系障碍 / 4

1.2　自闭症的多与少 / 7

第二章　自闭症的特征与表现　13

2.1　教室躲猫猫：在课室里的社交行为 / 14

2.2　重复的对话：自闭症孩子的沟通障碍 / 19

2.3　齿轮旋转高手：偏执性行为及仪式性行为 / 25

2.4　七位数的限制：学习上的障碍 / 32

第二部分　强化行为干预初体验

第一章　我的工作 / 39

1.1　关于行为干预 / 40

1.2　上学日 / 42

第二章　你是我的小明星 / 44

2.1　长不大的女孩：对孩子的标准与期望 / 45

2.2　资优淘气鬼：找出问题的原因 / 51

2.3 孪生兄弟与超级妈妈：创作力、容忍力与无私的爱 / 57

2.4 温顺可爱的哥哥：孩子在不同环境的分别 / 63

2.5 油腻腻的女孩：团结又混乱的家 / 67

2.6 治疗中心的小公主：早期疗育与确诊 / 70

第三章 强化行为干预指南 / 75

3.1 强化物与代币使用指南：爱吃的莱恩 / 76

3.2 五花八门的提示方式 / 79

3.3 重新引导的方法：突然活泼的杰米 / 84

3.4 正向及尾向串联：煮牛肉卷的训练 / 88

3.5 全天候教育 / 93

第四章 问题行为应付手册 / 98

4.1 莱恩的自我伤害行为 / 100

4.2 胡言乱语的小胖 / 104

4.3 伊恩的袜子与尖叫行为 / 109

4.4 伤害别人的攻击性行为 / 113

4.5 破坏对象及擅取对象行为 / 117

第五章 非一般的课 / 120

5.1 反叛男孩："太困难了！""迟些才做！" / 121

5.2 以贴纸为奖励的上厕所训练 / 125

5.3 代课老师的十小时长征 / 129

5.4 伊恩的三轮车训练 / 134

第三部分 训练背后：治疗师和家长

第一章 治疗师的乐与怒 / 143

1.1 身高的限制 / 144

1.2 圣诞老人去上班 / 147

1.3 治疗师的守则 / 151

1.4 美女搭档给我的启示 / 154

第二章 训练以外的配备 / 156

2.1 特殊需要的意义：伊凡的非一般待遇 / 157

2.2 沟通新方法：用IPAD对话 / 162

2.3 智能电器与学生的独立能力训练 / 166

2.4 被搬空的教室：环境的改变 / 169

2.5 自闭症评估表格：初中期评估 / 174

第三章 接受你所有的优点和缺点 / 177

3.1 聪明姐姐与活跃弟弟 / 178

3.2 接受，爱护，并为你付出一切：杰森太太的表白 / 182

3.3 你是最棒的明星：史密斯先生给太太的母亲节礼物 / 185

第四部分 学习与成长

第一章 社交，沟通与行为 / 191

1.1 来交朋友吧！诺亚的电影，模仿与实习训练 / 192

3

1.2 长不大的女孩要长大了！ / 195

1.3 那一句"不知道"——从沉默到表达 / 199

1.4 辅助性沟通训练：图片交换 VS 平板电脑 / 203

1.5 坐不住的油腻腻女孩 / 206

1.6 孪生兄弟：克拉克成长的烦恼 / 211

第二章 融合教育 / 216

2.1 长不大的女孩升小学啦！ / 217

2.2 迈向终点：第七班男孩 / 221

第三章 成长 / 224

3.1 终生学习：派报的男孩 / 225

3.2 他不重，他是我的兄弟 / 228

参考文献 / 231

第一部分

察觉孩子的与众不同

第一章　关于自闭症

　　有些孩子，能看见，却不愿和你对视；能说话，却很难和你交流；能听见，却总是对你充耳不闻；能行动，却总与你的安排背道而行。人们无从解释，就把这样的孩子叫作"星星的孩子"。"星星的孩子"患有一种疾病——自闭症，也称孤独症。他们分不清你我，不能与人正常对话；对周围物体的安放位置记忆清楚，但对位置的变动和生活中的轻微变化却不能容忍。

1.1 七彩光谱：自闭症谱系障碍

自闭症（Autism）一词源自古希腊语"autos"，意指"自我"。早期的文献当中已经有关自闭症特征的记载，但正式把自闭症的特征与其他精神科障碍（如精神分裂症）及发展障碍分隔开来，当成一个独立的谱系障碍的，是20世纪初的美国精神病学家莱昂·肯纳（Leo Kanner）。肯纳致力研究自闭症，总结了一系列自闭症的特征，而他的文献亦为现代自闭症学打下了基础。

自闭症较为明显的特征，在于患者在沟通能力及社交能力上出现障碍，影响日常社交。根据精神疾病诊断与统计手册第五版（美国心理学会APA，2013）对于自闭症的特征描写，自闭症的患者对使用语言的沟通有困难，例如难以恰当地向别人打招呼，与别人分享讯息，或是难以理解双关语、玩笑及在不同场合中的说话声音及方式，等等。

在非言语的沟通方面，自闭症患者对身体语言、眼神交流及理解脸部表情、手势等等不敏感，亦对需要幻想的游戏，或交朋友方面不感兴趣。

在行为方面，自闭症患者有较为狭窄的兴趣，并会在行为、使用对象及使用言语上出现重复的行为，例如，会将身体前后摆动，会将对象排成一条直线，或会像鹦鹉学舌一般重复别人的说话。

除此以外，自闭症患者的思想刻板，会坚持每天重复同样的步骤及难以接受生活各方面细微的改变，并对别人普遍不感兴趣的对象有强烈的兴趣或附属感。最后，自闭症患者会对感官刺激过分敏感或过分迟钝，例如会对嘈杂的声响表现出极大的抗拒，或是对衣料的线头极度敏感。

由于自闭症的特征极为广泛，并会随着严重程度而表现出不同方面及不同程度的障碍，所以自闭症被称之为一个谱系障碍，表示每一位患者所展现出的行为、言语、社交等特征都是不同的组合，成为患者本人独特的形象。这一种不同特征的组合，就像一个彩色的光谱一样——每一种颜色都存在于光谱之上，但颜色与颜色之间却是完全的不同。有些颜色看上去很是鲜艳强烈，有些看上去较为暗淡平静，但无论是鲜艳或是平淡，都是颜色的一种。正如无论是言语顺畅但有重复性行为的患者，或是无问题行为但只有单词能力的患者，都同样在展现自闭症的特征。

时至今日，由于大众对自闭症的认识逐渐加深，以及专业人士对于自闭症的诊断描写更为严谨，被确定患有自闭症的案例比起从前增加不少。

根据美国疾病控制与预防中心的统计，在2000年时大约每150个儿童中便有1位被确定患有自闭症，而到了2010年，大约每68个儿童中便有一位被确定患有自闭症（Centers for Disease Control and Prevention，2014）。自闭症在男孩中出现的概率比起女孩高5倍，大概每42个男孩中便有一位患上自闭症（Autism Speaks，2014）。

可惜直至现在，还没有有关自闭症起因的统一解释，但普遍认为自闭症是由基因所控制。 同样的，现在还没有研究出能有效改善自闭症的药物，所以本书中的所有故事，都是围绕我平日工作时所采用的强化行为干预，即在北美地区中非常普遍使用到的治疗方式展开的。有关强化行为干预，会在往后的章节再为深入探讨。

1.2　自闭症的多与少

　　我曾看见过一个很有趣的说法。当你遇上一个自闭症的患者时，你只是遇上了千万个患者里面的一个。没有人能够从单一个患者身上总结出自闭症的特征，因为如前章所说，每位患者所展现的特征及程度都是一个不同的组合，难以一概而论。自闭症对患者的影响主要体现在行为、沟通及社交方面。在临床心理学科中，有明确统一的指引去诊断自闭症，简单来说，自闭症的征状就是某方面的行为过多——频率太高、强度太大、时间太长，或过少——频率太低，强度太弱、时间太短，造成了患者在日常生活中容易引起注意。我们一般称这些过多或过少的行为，为"不恰当"的行为。

　　我所工作的培训中心，前身是小学的平房校舍。长方形的校舍中间，有一条直通全校的宽阔走廊。几个教室整齐地排列在走廊两旁，而走廊的尽头，便是一个现时用作内运动场的大礼堂。学校内不同年纪的学生都喜欢到礼堂里休息玩耍，另外学生有时候也需要到礼堂内使用跑步机、自行车机、更衣室，或是使用礼堂内的大电视播放瑜伽录像带。集操场、更衣室及活动室于一身的礼堂总是非常繁忙，正好给我很多机会去观察学校内不同的学生行为特征。

　　礼堂分成好几个范围。在健身器材区域，放着几部跑步机和自行车机，几十架儿童自行车及踏板。每天我都会带着班上的学生使用跑步机，上下午各一次，很多时候都会遇上别的学生来礼堂休息玩耍。

有一次，正当我坐在跑步机旁看着学生跑步时，突然从礼堂外传来了很兴奋的叫声。"一定是查理！"我立刻抬头，和旁边的治疗师对望一眼，大家交换了一个心知肚明的眼神。

"哦呀呀呀呀呀——"随着一阵喊叫，下一秒钟我们便看见一抹很熟悉的身影冲进了礼堂，兴奋地迈开两条小短腿向跑步机直奔而去。

"查理！停下来！"跟在小身影身后的治疗师，进来后见自己的学生向高速运行中的跑步机直奔过去，吓得立刻加快步速想要把他拦住。但查理却毫不理会，直接向着跑步机继续奔跑，想要跳到踏带上和我的学生一起奔跑。

"查理！停下来！"我站在跑步机旁边，见形势不对，立刻侧身挡了在跑步身旁。"查理，"我弯过身双手扶着查理的肩膀，把他整个人拧向背面，"看！你的老师在那里！"

"谢谢！"查理的治疗师此时已经赶到，向我道谢了一声后便快速地拿过旁边一张椅子放在跑步机远处，"查理，如果你想要看跑步机的话，要坐在这里看！我们不能够阻碍别人跑步。"

查理乖乖坐下后，开始对着正在高速转动的踏带兴奋地边拍手边大叫，甚至弯身侧过头来想以倒转的角度来看着踏带转动，像看演唱会的观众般全神贯注。我转过身，对跑步机上自己的学生安慰说："伊恩，你在跑步机上那么安静，实在太棒了！"跑得满头大汗的伊恩看了我一眼，又转过头看着不远处的查理，不太明白为何有小孩子坐在他旁边兴奋地手舞足蹈。

"砰砰！砰砰！"离跑步机不远的礼堂讲台上，不时传来重重的脚步声。"吉姆！脚步放轻点！"刚刚来到我身旁的治疗师，转过头去对讲台上他的学生说。"呀！呀！"台上的吉姆像是回应道。

"呼！"治疗师又转过头来，用手扶着额角装作烦恼地说，"讲台总有一天会被他踏烂了。"

我笑了笑，回头看了一眼正在台上踮起脚来回跑动的吉姆。吉姆是学校里年龄较大的学生，有较为严重的问题行为，并且有时会突然把玩具用力掷开。每一次吉姆来到礼堂休息的时候，治疗师都会让他独自一人待在讲台上。强壮的吉姆在台上跑步时会重重踏在地上，站立时也会来回摆动手掌及身体，就没有安静的时候。他在跑动时会不断发出意思不明的单音，以高亢的"呀！呀！"声吸引治疗师的注意。

忽然，礼堂的大门被打开，却只闻声音不见人影："杰克！再试一次。"是第五班的治疗师摩根的声音。很快大门又从外面被关上，几秒钟后我们又听见："杰克！再来一次！"这次是课程主任迈克尔的声音。我们都停下来看着门口，心中了然地默默数着数。在听到第四次"再试一次"后不久，终于听到课程主任迈克尔满意地说："做得好！杰克！你可以去讲台玩了。"此时摩根和迈克尔，两人一左一右地陪着带着冰球头盔的杰克走进礼堂。

看见走进来的杰克，一直站在我身边的治疗师便扭转头向台上的吉姆说："吉姆，看！是杰克！"

杰克是吉姆的哥哥，也是学校其中一位问题行为最为严重的学生，需要时刻带着头盔防止他自我伤害。同样强壮的杰克有着极多的重复性行为——进入礼堂前要踏着门边的阶砖边缘走，经过门口时要摸一下铁制的门把，进入礼堂后要把讲台前的木阶梯推到最旁边，踢一踢最下面的一阶，踮着脚走上四分之三的阶梯，等等。而为了打破杰克这一系列的刻板行为，例如让杰克能够不踏一下门边的阶砖边缘也肯走进门口，治疗师要求杰克每一次都需要"完美"地走进礼堂，即不能够有以上任何一项重复性行为。刚刚在大门外听到的"再来一次"的指示，便是因为杰克又踏了一下门边的阶砖边缘，所以被课程主任要求重新再走过。反反复复，杰克花了好几分钟才由礼堂大门走到讲台。期间吉姆一直在台上走来走去，完全没有发觉哥哥正在不远处来回走动。

杰克走过去后，我便暂时离开了一直在跑步的学生，走到讲台旁边铺满软垫的小孩子玩乐区。

软垫上堆满了玩具以及在幼儿园才能看见的小型滑梯及三轮车。我跨过软垫上的一堆玩具，蹲下来跟坐在软垫上的学生打招呼："哈啰，西蒙！"回应我的，是学生沉默地把头转向了相反方向。

"嘿，西蒙！"我笑着说，"我和你说'哈啰'呢！"

"……"西蒙转过头来，同时把身体向后倾。

"西蒙，"我把将身体向前倾，在西蒙的面前慢慢说："哈—啰！"

西蒙以尖细的声音快速地说："给我一点空间！"

"好的，"我把身子坐正后，又重复道，"西蒙，我说'哈啰！'你可以回答我说：'哈…'"

"哈啰！"西蒙立刻补上。

"好了，现在你想要什么？"我问。

"我想要一点空间！"西蒙说。

"好了，拜拜！"我满意地回到正在跑步的学生身边。回头一看，西蒙又默默地将双手交叉放回胸前，看着身旁的平板电脑出神。

在礼堂休息玩耍是学生们最为放松的时候。学校为了让全日制的学生有喘息的时间，我们一般在学生休息时会减少干扰他们的不恰当行为的次数，让学生在漫长的一天中有发泄的机会，是以在礼堂工作时最能发现学生的各种行为。

以上所描述的礼堂情境稍微提到自闭症患者的一些不恰当行为，再加上未提及的其他不恰当行为，总括来说自闭症患者的不恰当行为，包括了行为上过多或过少。

行为上过多，即比合适的程度频率更高、强度更大或时间更长：

破坏性行为：发脾气、不合作、侵略性、自残、尖叫。

偏执性行为：视觉上表现为不断看着移动中的物品、斜视，听觉上表现为发出不恰当或无意义的声音，嗅觉或味觉上表现为嗅或舔对象，触觉上表现为触碰、拍打，在肢体上表现为摆动身体、转动手掌、肌肉紧张、足尖走路，及其他一些仪式性行为如排列物品。

出色的技能：如记忆力（记得年历、邮政编号等），对数字的触觉、高读症，等等。

行为上过少，即比合适的程度频率更低、强度更弱或时间更短：

语言能力的缺失：缄默症，鹦鹉学舌，不恰当的声线及用词。

专注能力的缺失：太少眼神接触，低专注力，或在同一题目上花太多或太少时间。

社交及情感上的缺失：避免身体接触，社交活动，不恰当的情感（如在不恰当场合大笑），对刺激物没有反应。

玩乐行为的缺失：没有兴趣独立玩耍或参与模仿游戏、家家酒游戏以及跟朋友玩耍。

对感官刺激的反应：如视觉上像失去焦距，听觉上对声音没有反应，以及触觉上对痛感没有反应。

智能上的缺失：智力低下，学习速度不稳定。

这些行为上的多或少，成为学生们行为、沟通或社交的障碍。查理喜欢看着转动轮子，吉姆不断的摆动手掌，以及杰克仪式性地重复步骤的行为，比一般人对一样事物的喜爱程度更为强烈，甚至变成了一种带有偏执性的行为。这些过多或过少的行为都需要接受训练来提升或回复到合适的水平，而这便正是我们治疗师的主要工作。

第二章　自闭症的特征与表现

　　因为自闭症多样的症状，每一个患者都展现出不同方面及不同程度的障碍。自闭症并不是简单一道"有"或"没有"的问题，而是一道度量的问题，所以才会有"高功能患者"及"低功能患者"等的区分。作为一个治疗师，我更专注于学生在日常所表现出的各种征状，希望能尽量纠正这些"过多"或"过少"的行为。以下我会从社交能力，沟通能力，行为表现以及学习能力四大方面描写自闭症学童的特征，读者也可以从故事，尝试像前章一样尝试找出故事主角行为里的"多"与"少"。

2.1 教室躲猫猫：在课室里的社交行为

在熙熙攘攘的学前教室里，十多个小小的身影在眼前穿梭而过：几个粉嫩的小女孩在家家酒角落扮演客人与收银员的角色，在旁边的工具区男孩子拿起玩具剑开始了超人打怪兽的混战，计算机游戏桌前面也总有几对目不转睛的大眼睛严肃地瞪着计算机画面，随着游戏主角的动作拍手惊呼。

终于在游戏主角再一次失败后，围成一圈的男孩女孩都齐齐伸手争夺鼠标，此时一位较年长的女孩模仿着老师的口吻对身边的小朋友说："现在我先来玩一转，然后就到你，然后到你，然后你，好不好？"她身边的小朋友很快被说服了，另一位小孩模仿平日老师的语气补上一句："现在你来玩五分钟，时间到了之后便要让给别人了，这叫作分享。"当然，有同意的也总有不同意的。可不等女孩重新拿起鼠标，一直在旁边看着的安迪便突然大声叫起来："不要！轮到我玩了，这是我的！这是我的！"他一边叫一边用身体逼开身边的其他人，整个身子都霸占在计算机和鼠标前面，而占着中间位置的小女孩，也被逼得整个向旁边移开，却又倔强地想以身体的力量去逼走侵占者，结果两人一起在计算机桌前摔了一跤，摸着碰到的额角双双哭了起来。

这种争夺玩具然后两败俱伤的戏码几乎每天在这个教室上演。每天早上的自由活动时间，听到最多的便是小朋友对安迪的制止声及不满的投诉声："老师！他把我的积木塔推倒了！""他抢我的游戏！""他推我！"然后便是老师的劝告声，以及安迪委屈地解释声或者坐在地上耍赖的哭泣声。久而久之，教室内的其他小朋友会记得安迪会抢走或破坏他们的玩具，还会在上课期间扰乱秩序，于是都不愿意让安迪参与他们的活动。每当安迪兴致勃勃地凑上前，其他孩子便会抗拒地说："安迪不要碰啦，你去玩另一组玩具好不好？"或者一起离安迪愈来愈远，不自觉地把小安迪孤立了。结果到最后，安迪只好自己一个人玩，或是因为失望不满而大哭大叫。

　　到了下午时分，吃过点心的小朋友通通围坐在老师面前，听老师讲他们最爱的图书故事。而很多时候，这种宁静维持不了多久。

　　"安迪！回来！"老师眼角的余光注意到有一抹身影飞快地闪过，而几乎在第一时间他就能知道，肯定又是安迪偷偷地逃跑了。同时，班上另一位老师会迅速随安迪跑向教室门口，然后像抓小鸡一样把小小的安迪又带回老师跟前。

　　我不禁赞叹："老师你动作好快速啊，我都没有发觉他往那里跑了！"老师笑笑说："因为安迪最不喜欢坐着啊！看见他坐立不安的模样，就知道他又准备偷跑了。"

　　除了会三番五次的从图书角跑到教室的其他角落外，安迪偶尔也会对老师手中的图书感兴趣。此时他会努力地从靠后的位置挤开他前面的小朋友，好让自己能够坐在最前排的正中位置，方便他的小手能够随心所欲地翻阅老师手上的书本。当然其中又免不了小朋友被挤开时发出的"哎哟""不要推啦"等大大小小的抗议声，以及安迪不愿意回到后排时高亢的哭泣声。

从安迪身上，我们观察到几个自闭症学童在社交方面的不足：

（1）难以建立友谊关系；

（2）不习惯分享，如不愿意轮候次序，希望能立刻得到游戏；

（3）不懂得用语言恰当地表达自己的意愿，直接用抢夺等动作来满足自己需求；

（4）不习惯组别活动，喜欢独自一人活动；

（5）不理解别人感受，如不顾及别人的进度而希望能随时翻动书本；

（6）在非语言的社交行为上有障碍，包括眼神接触、面部表情。

自闭症患者的自我意识感一般比较强，但对于了解及明白"别人的感受"有困难，因此难以与别人相处。

小安迪虽然享受与朋友一起玩耍，但由于自我意识感强烈，当女孩与自己争夺心爱的计算机游戏时，独占及拥有玩具的念头令他忽视了推撞别人的后果，只顾着挤开其他争夺者独享玩具。除了强烈的自我意识，需要立刻满足要求的冲动也令安迪难以忍受女孩的轮候安排，从此作出争夺的行为。

在训练中，我们会尽量提供机会去培养自闭症学童与别人玩耍的习惯以及练习恰当的社交行为。但在训练的早期或中期，小孩子往往会出现因为不熟悉社交技巧而容易与他人发生争执。例如，安迪由于自身的习惯以及对社交技巧的不纯熟，在争执或激动时便忘记了使用训练时学习过的社交技巧，直接以最原始的哭骂及推撞来争取自己想要的东西。除了缺乏必要的社交礼仪外，安迪还需要培养对分享玩具及轮候次序的容忍性。

在小朋友的社交活动中，"分享"及"依次玩耍"是其中两个重要的基本概念，也是自闭症学童需要不断练习的其中两个目标。能够和平地分享玩具，会为自闭症学童提供更多与朋友交流和学习的机会，对他们成长后的日常生活有着重要的意义。

故事中安迪已经拥有初步的社交意识。他享受与朋友玩耍，会主动凑上前参与群组活动，也明白到玩计算机游戏需要轮候。相比起安迪的主动，更多的自闭症学童缺乏基本的社交意识。

自闭症的其中一个最大特征，便是患者对外界的环境及人物缺乏兴趣。并不是每一个自闭症患者都会表现出如其他孩子一样希望被亲近拥抱的意欲，也有人对玩耍、交朋友、分享喜悦心情等社交活动毫无兴趣。他们难以与其他小朋友发展出友谊，也因此大大限制了他们在模仿同辈中学习及成长的机会。

建立社交意识及良好的社交礼仪是自闭症的训练当中非常重要的一部分。在训练期间，我们会先透过故事，角色扮演等形式去教导孩子"分享"和"依次"的重要性，并同时需要提高孩子对"满足要求"的忍耐力。就像我们需要做好作业才能看电视一样，安迪也需要先忍耐轮候的时间，才能得到计算机游戏作为奖励。然后逐渐在训练期间制造需要"分享"及"轮候"的机会，从而令孩子慢慢接受并习惯这些社交礼仪。

"分享"及"轮候"等行为对于孩子行为方面的成长有着重要的意义。除了能让孩子在模仿朋友中学习，还能让孩子在"人多资源少"的时候能够恰当地遵守社交礼仪。而随着年龄增长，对学童的社交要求也随之增加。年纪较少的学童若发生争吵，老师往往能够作为一个调节者去调和小朋友间的争执。但年纪稍长的自闭症学童所面对的，却是更复杂和更贴近真实社会的人际关系。我们常常有误解，认为自闭症患者性格孤僻，不愿与别人交流接触。但事实是，每一个自闭症患者都会表现出不同程度的社交能力。能力较低的患者也许只对于外界的环境不闻不问，但能力较高的患者却能拥有接近正常水平的社交生活。对于患者与非患者，社交技巧都是一门需要反复练习和实验的复杂学问。

2.2 重复的对话：自闭症孩子的沟通障碍

很多自闭症患者或多或少都拥有一定程度上的沟通障碍。除了难以使用或理解非语言的沟通行为（如面部表情、身体语言等）外，患有自闭症的孩子所表达的话语，在其他人耳中有时会如乱码一般涩晦难懂。由于种种内在（如发音能力）与外在（如社交能力、学习能力等）的因素，每一位自闭症患者都拥有不同程度的沟通能力。有些能够在感兴趣的话题上高谈阔论，却在其他方面沉默寡言；有些会如鹦鹉学舌般，不断重复别人所说的话；也有些在说话时会把句字中的词组放错位置，犹如一道重组句子题目。

我曾经替一个相识的治疗师代课，与六岁的欧文进行了约两个小时的课程。欧文并不像我其他的学生那样沉默寡言。他非常活泼，缠着我这个不相熟的治疗师喋喋不休。当我为准备上课所需的东西而在桌子上东翻西找的时候，小欧文很随意地问了句："老师，你有养宠物吗？"

刚巧我家中有一只领养了数年的短毛家猫，我便笑笑说了句："有啊，我家里有一只五岁的猫咪。你呢？"

欧文像突然发现很感兴趣的话题一样，高兴地说："我爷爷家里也有一只狗狗！你的猫咪叫什么名字？"

我微笑着说："她的名字叫杰西，是女生哦。"并拿出手机给欧文看猫咪的照片，"看！她是短毛的三色家猫呢。"

　　欧文随意地看了一眼手机，便问："你的猫咪胖不胖？"

　　我呆了呆，看了一下自己手机画面中杰西像座小山一样巨大的身躯，表情夸张地回答："当然胖！杰西小时候吃太多东西，现在医生说她需要减肥啦！"

　　欧文像个好奇宝宝一样，一个接一个地，不断提出新问题："那她喜欢别人给它挠肚子吗？""她的毛发是长的吗？""她喜欢睡觉吗？"

　　我觉得欧文的问题非常好笑，但还是很详尽地告诉他关于猫咪的事情。在大家都感兴趣的话题下，我和欧文的初次相处非常融洽，有关家中宠物的对话亦非常流畅，就像和邻居的小孩交谈一样自然。正在我心想是否应该结束有关宠物的话题并开始上课时，欧文又问："老师，你的猫咪胖吗？"我笑着说："你已经问过我这个问题了，记得吗？杰西只喜欢吃和睡，所以很胖呢！"

　　欧文"哦"了一声，又说，"我爷爷家里也有一只狗狗！他也是一只很大的狗狗。"

　　我感到欧文对这个话题极有兴趣，所以也耐着心听他重新向我介绍他家的狗狗，并尽量把新话题加入对话当中："你知道有一种服务犬，能够进入学校和公共交通等平日不让宠物进入的地方吗？他们是受过专门训练，能够帮助有需要的人的厉害宠物喔。"

　　欧文听罢便说："哇！那太厉害了！那你的猫咪能进入学校吗？"

"不可以呢，"我笑着解释说，"只有接受过训练，穿上工作服的狗狗才能进入。而当他们在工作的时候，我们便不可以随便摸他们了。"

　　"是这样啊。"欧文接着说，"老师，你的猫咪很胖对不对？"

　　在欧文以同样的套路、第三次问我同一个问题时，我终于忍不住说道："欧文，我已经回答过这个问题了，所以我们不需要再讨论这个了。"

　　欧文也不纠缠，继续问道："那你的猫咪喜欢别人给他挠肚子吗？"

　　这时我几乎可以肯定这是欧文沟通上的一个障碍，我立刻装作随意地结束了这个话题："好了欧文，现在把你的阅读作业拿出来吧。"

　　在欧文转身拿出作业之际，我快速翻开面前的欧文训练表，想看看应该从哪里开始。结果我发现欧文有一个"保持谈话"的课程，而正在进行的一个目标便是"恰当地对话一分钟——随意讨论任何如宠物，玩具等欧文感兴趣的话题。欧文需要恰当地发问及响应问题，令话题持续约一分钟。"我恍然大悟，并暗地懊恼自己应该更早地察觉到欧文谈话的奇怪之处，并加以引导及训练。

　　从这个故事中我们可以看出，欧文拥有较为成熟的词汇知识，并能熟练地组成不同长度及功用的句子，谈话流畅得让我感觉自己只是在与邻居家的孩子谈天，以致在话题重复第三次后才后知后觉地发现欧文貌似畅通的谈话中所隐藏的问题。

　　我所教导的学生当中，大部分都没有如欧文般成熟的语言能力，很多都只会说简单的单词，而且使用句子时很容易便让人察觉出当中的问题所在。比如我的一位学生，平日能够流畅地使用由三至四字的词语所组成的简单句子，但当他兴奋或紧张的时候，句子中词语的组合就会变得混乱，例如会把"我想从自动售卖机买焦糖味的巧克力"说成"我想要买自动售卖机焦糖味巧克力"等。

在很多的个案当中，这些轻微的语言障碍都能够透过训练逐步改善。但比起这些已经拥有简单语言能力并愿意主动与人沟通的学生，缺乏语言基础、没有口语能力或不愿意与人沟通的学生更需要治疗师费尽心思地制造各种机会，只为了寻找一个能令学生主动开口的契机。

半年前我出席一个会议，与一位曾经一同合作过的资深治疗师重逢。闲谈之间她提起近来她收的一位学生，并形容这位男孩是她所遇到过最具挑战性的学生之一："这个男生啊，他有严重的学习障碍及语言障碍，本来在市内那间有名的治疗机构里接受训练，但上了约半年的课就被终止资助了。"

"只有短短半年就被终止资助？不是一般都是每年评估一次的吗？"我有几位学生也有接受资助，所以我记得资助评估是每年一次的。

"因为他对于不同的治疗方案及语言辅助工具都丝毫没有反应，所以那间机构很快便因他毫无进展而重新对他进行评估。"治疗师向我解释，"为他进行评估的专业人士都说他'难以有任何进展'，所以终止了对他的资助及训练。"

"那想来真的挺严重的。"我心想，那位学生岂不是被变相放弃了？

治疗师继续说："所以男孩的父母辗转找到了我们训练中心，然后我便被指派对这位男孩进行治疗。"

治疗师虽然很年轻，但却拥有丰富的经验，接触的大多是中心内较难训练的学生，然而这次她却有点挫败地说，"就是上一个周末嘛，我想第一堂课也不需要进行太过密集的训练，一起轻轻松松建立一下关系就成了。结果啊，我真的用尽了浑身解数，但一整堂课他就是没有发出半点声音！我们上了整整四小时的课啊！你能想象吗？无论我问什么问题他都没有任何反应，甚至连哼都没有哼一声，整堂课变成我一个人自说自话，我努力尝试营造气氛，可他却只是默默地低着头，让我觉得自己就像是空气。"

"这只是第一堂课，慢慢来吧，也许熟悉了以后会变更好呢。"我只好安慰她。

"可能是吧，"她也顺着接了下去，并开玩笑地说，"看，这就是表现太好的不好之处了，常常被指派应对难度很高的学生。"

最后我们讨论了一些令学生开口的办法，像播放嘈吵的声音让学生不得不要求"关上"，或是让他在黑暗中工作，希望他会要求"开灯"，等等。我们想出了好几个不同的方法，治疗师也说下一堂课她要再接再厉，逐个方法尝试一下。由于之后没有再联络，我也不知道她最后到底有没有找到成功令学生开口的方法。但在这几个案例中，我们看到了自闭症患者在沟通方面存在的问题。

（1）表述迟缓或缺乏语言沟通能力，并没有意欲去建立其他沟通渠道（如手语）；

（2）缺乏意欲去开始或持续与别人的交谈，或只愿谈论自己感兴趣的话题；

（3）在语言的使用上较为特殊或有着偏执性。

每当看着学生努力地想表达自己的意思和想法，听着他们一字一顿地把单词组成句给我们传达讯息，我们最大的希望便是能够找出一个最适合学生的沟通方式，从而与孩子展开交流，提升教育效果。由于学生可能存在发音困难等内在原因，他们并不局限于口语沟通的方法，在有需要的时候，往往会同时尝试使用图片、辅助工具（如平板电脑）、手语等方式去找出他们能够长远使用又有效的沟通方法。在某些情况下，患者在尝试使用一般的辅助工具失败后，却能够利用一些较为特殊的沟通方式成功表达自己。我曾经读到过类似的新闻报道，大意指除了比较常用的手语及沟通软件外，亦有患者以创作诗句作为沟通方式，或者以歌唱或画画来表达自己的想法。

成为治疗师这些年来，我逐渐意识到，学生平常因为训练的缘故习惯于回答问题，但却很少会主动开口说出要求或请求帮助，以上面提到的方法为例，学生们可能会忍耐耳机内的嘈吵声音，一动不动直到治疗师问他们是否想把音乐关掉；或者非常顺从地尝试在黑暗中做作业，不管自己是否能看见。所以在日常的语言训练中，让学生学会主动对别人说出要求或请求，是非常广阔和重要的一个训练课程。

2.3　齿轮旋转高手：偏执性行为及仪式性行为

　　不知道大家有没有玩过一种玩具齿轮。色彩缤纷，大大小小的齿轮被塑料轮轴连在一起，小朋友能够发挥天马行空的想象力，自由地把齿轮组合成各种物品。在过去的两年间，我几乎每一天都陪伴我的学生贝拉在教室里摆弄这样的玩具齿轮。但与其他小朋友不同的是，贝拉总是喜欢把各种颜色的齿轮在桌子边排列成一条连绵不断的长队，直到桌面再也放不下为止。除了把齿轮排成一列外，贝拉也喜欢用手指把齿轮不断旋转再旋转，专注起来会对身边的其他事情毫无察觉。

　　刚开始，我们为了不让贝拉过分沉溺于玩具齿轮而不愿意参与其他活动，便提议老师帮忙限制她在教室里玩齿轮的时间，并及时制止她重复地旋转齿轮。当我们发现贝拉开始收起齿轮，并在我们不注意的时候才偷偷地把齿轮拿出来旋转时，我们便决定正式把这种玩具齿轮放入需要教导的训练课程中。我们开始示范怎样把齿轮放到轮盘上，手把手地教导贝拉用轮轴把齿轮连在一起，让她发现转动一个齿轮便能产生连锁效应的乐趣。经过一段时间的训练，贝拉已经不会只在桌上转动一个齿轮了，她学会了把一个又一个齿轮准确地放在齿轮盘上，然后把它们一起转动。虽然贝拉仍然最喜欢旋转齿轮，对较为复杂的齿轮组合不大感兴趣，但能够精确地使用轮盘，我们仍然觉得这是一个不小的进步。

除了如贝拉般坚持把齿轮排成一线的偏执性行为，有些自闭症患者也会偏执地遵照一定的日常程序或行程，我们称之为仪式性行为。我认识一位自闭症患者维克多，就有着很多不同的仪式性行为。数年间学校不断纠正维克多的这些行为，现在维克多的训练表上已累积了满满一整页的仪式性行为改善训练——"维克多需要接受使用不同颜色的墨水笔写作业"，"维克多在离开座位时不能用脚踢一下桌腿"，"维克多需要在日程表上使用不同的词语"，"维克多需要接受突然加插在日程表的活动"，等等。治疗师们非常熟悉维克多的仪式性行为，所以上课时会惯性地使用不同的墨水笔，不断改变维克多的日程表等。经过几年训练的维克多一直对这些改变表现得很顺从，治疗师们也感觉维克多的这些仪式性行为大有改善。

在数月前的某个早晨，一位与维克多一起合作了数年的治疗师看着外面的晴天，心血来潮地说："维克多，今天天气那么好，我们先出小区逛一圈，给你买杯咖啡，然后再回来工作吧。"

"好。"维克多笑着回答，然后看着治疗师把"外出—去咖啡店"插到日程表上排首位的"算术训练"和"发音训练"的上方。

治疗师把墨水笔放好，便开始收拾身边的东西，并站起身上对维克多说："好了维克多，现在我们去买咖啡吧！"

"不要！"刚刚还在静静看着治疗师收拾的维克多，却突然发出抗议，同时举起双手按着额角，闭上眼睛，坐在座位上皱着眉，一动不动。

治疗师有见及此，走回桌子前拿起刚刚写好的日程表放到维克多面前说："维克多，看！日程表上写着什么？首先是外出去咖啡店，然后是算术训练。"

　　"唔！"维克多的眼睛还是紧紧闭着，生气地发出表示抗议的声音。

　　"维克多，"治疗师尝试引导维克多使用恰当的句子，"你可以说'我不想去咖啡店'或者是'我感到很生气'。"

　　"不要！！"维克多紧紧闭着眼睛生气地响应，继续坐在座位上一动不动。

　　"维克多，你可以说'给我留一点空间'。"治疗师继续尝试引导。

　　还未待治疗师说完，维克多突然放下了按在额角的双手，一把抓过桌子旁边的笔盒用力地掷向治疗师。"啪"的一声，治疗师及时举起双手挡住了迎面而来的笔盒，笔盒跌在地上，里面的颜色笔"哗啦"一声散落一地。

　　治疗师明白此时的维克多变得难以引导，索性后退几步，不再出声，先让维克多冷静下来，同时班上其他的治疗师都静静地把其他学生带离教室，给维克多留下一个安静的空间。

　　过了数分钟，维克多终于放下双手并张开双眼，四处张望。见维克多平静了一些，治疗师才出声说："维克多，你可以说'我准备好上课了'。"

　　"我准备好上课了。"维克多静静地重复治疗师的话。

　　"现在看看你的日程表，上面写着，首先做数学作业，然后完成

27

其他作业。"治疗师把最新更改过的日程表放到维克多面前，让他做一些能在座位范围里独自完成的作业。

"先，做，数学作业。"维克多读出日程表的第一项，然后拿出书架上的作业簿，静静地做起了作业。维克多彻底平静下来以后，便重新执行日程表上的活动，其他治疗师及学生也慢慢回到教室，教室又恢复了平日的嘈吵气氛。

在学生都放学回家后，我们谈起维克多今天在课堂上的行为，那位被掷笔盒的治疗师拍着心口呼出一口气说："我到今天才发现，原来我每次都将'算术训练'放第一，发音训练放第二，然后还用橙色和红色的墨水笔来写日程表。维克多一定是习惯了我这样安排行程，才会在今天我加入'咖啡店'时表现得那么生气。"我们回想了一下，发觉大家每天都或多或少习惯性地采取相似的行程。"果然是和维克多工作太久了啊。"另一位治疗师说，"连我自己都没发觉，还高兴地以为维克多很轻易地便接受了每天不同的行程，殊不知他已经悄悄地把我们的习惯都变成了自己的特定行程了，也太聪明了吧。"

经过这次事件，班上的治疗师更注重对维克多的日常行程及一切的仪式性行为的改变，由上课时的课程排序，到一天的行程表，治疗师开始更为严格地训练维克多去接受行程的变更。以往，维克多早上到学校的第一件事便是完成一些作业训练，如以上提到的使用电子邮箱及算术训练，等等，十点左右与治疗师外出进行小区购物训练，回到学校后去厨房进行煮食课程为自己做午餐 。我们使用需要外出的"小区训练"作为行程变更的第一个目标，一开始会在一天前告诉维克多他们要在下午时分才能外出，维克多成功接受改变后，下一次只在两小时前告诉维克多，再一次成功后，下一次只在三十分钟前告诉维克多，依此类推。

　　经过几个月的训练，维克多现在对于外出的时间变更已经没有太多的异议。我们现在专注于改变其行程变更以外的其他仪式性行为，如上面提到过的，维克多经过自己的桌椅时会轻踢一下金属的椅脚，走路时必须要跟随地砖上的直线，及进入教室时一定会把身体擦过门框，等等。

　　维克多对行程必须每天坚持一致，以及贝拉对玩具齿轮的喜爱，表现出自闭症患者在行为及兴趣上的偏执性：

　　（1）对别人眼中平平无奇的外界环境感兴趣（如：对象的排列）；

　　（2）对环境的轻微改变表示抗拒，并沉迷于没有意义的日常程序中；

　　（3）偏执性的动作、声音、眼神或触觉行为（如：不断转动齿轮，走路时身体擦过门框）；

　　（4）对对象的特定部分感兴趣（如：门把及桌椅上的金属）。

　　训练患有自闭症的学生，让其减少偏执性的行为，对他们的学习至关重要。以贝拉为例，虽然她只对会旋转的齿轮感兴趣，但若要真正地学会玩齿轮玩具，贝拉同时需要关注组合齿轮的轮轴，以及学懂怎样把轮轴连接起来。教导贝拉使用齿轮以外的部分，让她对没有兴趣的部分学会关注，能够同时训练她在日常生活中关注更多外界的事物，有助她的学习。

　　在我们生活当中常常不经意地关注着很多不重要的细节，如衣服的质料，使用墨水笔的颜色等。这种下意识的细节关注能够丰富我们对身边事物的描绘，在遇到问题时也能让我们透过观察去找寻解决方法。例如面对一盒簇新的齿轮玩具，我们会注意到盒子内的齿轮，轮轴及平板，我们会根据盒子上的示范，尝试把齿轮和轮轴以不同的方式组合在一起，而这一种观察和尝试，便是让我们学习的基础。

而训练维克多接受突如其来的日程更改，改善他对日程的执著，是让他习惯真实生活的一种训练。在日常生活当中我们常会遇到行程变更的情况，例如临时被取消的约会等突发状况。我们需要学习在这种时刻接受改变，并快速地寻找另一个可行的方案，例如找寻另一位有空相约的朋友。维克多需要学习在面对变更时变得更灵活，而不是偏激地执著于原有的日程，因为这是现实世界里每天都可能发生的状况，我们都需要有这种灵活性来保持日常生活的顺畅。

谈到自闭症患者有时带点偏执性的行为，最后有必要提及一下关于自闭症患者的感官触觉问题。由于某些自闭症患者对触觉有着超敏性（Hypersensitivity），一些在我们正常人接受范围内的感官刺激对自闭症患者来说却是超越负荷的刺激。这些刺激包括触觉、听觉及空间密度等，很多时候有些患者过度敏感的反应也被人误会成自闭症的行为特征，从而错失了探究这些行为根本原因的机会。

我的一位学童格雷一直对袜子表现得异常抗拒。他的妈妈每天都要与他进行穿袜子的角力，格雷总是把刚穿上的袜子立即脱下来，坚持光着脚在家中行走。妈妈为了解决这个问题参加了无数讲座，最后才知道原来很多自闭症患者对布料中的线头过敏，每当穿着有线头的衣服便觉得身上如被火烧、蚁咬，痛苦难当。找到问题源头后，妈妈买了很多无缝袜子，之后格雷脱袜子的行为便消失了。

　　以上只是自闭症患者的感官与众不同的其中一个例子。很多其他患者对音乐、噪音、别人的触碰或人多的地方等表现出抗拒情绪紧张、烦躁，这些感官上的刺激会影响自闭症患者的行为表现。我们需要尝试找到各种行为的原因，尽量开发这些行为对患者的有益之处，才能从根本上改善问题行为。

2.4 七位数的限制：学习上的障碍

几年前，我和一个约七岁的孩子进行了约半年的训练。孩子名叫瑞恩，长得很健壮，爸爸妈妈都戏称他为小南瓜。

瑞恩其实是我另外一位学生的表弟，我曾经在下课后按家长的要求把那位学生送到瑞恩家里，在家长下班后来接孩子之前，拜托瑞恩妈妈帮忙照顾。

瑞恩最喜欢的是乐高忍者题材的动漫，当作训练室的房间里总是放满了幻影忍者的玩具和漫画。每当有空余的时间瑞恩便会跑到他的小书柜旁，拿起一本幻影忍者的漫画津津有味地阅读起来。而在上课期间，瑞恩最喜欢的便是和治疗师一起讨论幻影忍者内的各个人物，他会把漫画中的角色通通介绍一遍，甚至会亲自动手把人物以及他们的"武器"都画出来。因为瑞恩的关系，我对这幻影忍者的了解比其他任何一套动画都要深，直至现在我还记得漫画里主角的模样及他能使出的招式。

与瑞恩进行训练的另一位治疗师是一位非常有耐性又细心的女士。她特地为瑞恩加入了"回答个人资料"的课程，让瑞恩在现实生活中能够在有需要的时候说出自己的名字、住址等。瑞恩虽然能够牢牢记住幻影忍者中的所有人物名称、颜色及武器，也能把漫画里剧情的发展背得滚瓜烂熟，可是这样强大的忆力却未能转移到新课程中。

对于要记住和自己有关的个人资料，瑞恩的表现时好时坏。例如，瑞恩能够在听过几遍后便能回答爸爸和妈妈的名字，却总是记不住家里的住址及电话号码。我们尝试了各种不同的提示：把答案填写在卡纸上，将数字、词语逐个进行记忆，把答案放入瑞恩喜欢的平板电脑中来提高注意力，把答案以音阶来哼唱出等等。但瑞恩的表现仍然没有很大起色，治疗师逼不得已，只好暂时跳过瑞恩记不住的几个问题，让他先完成其他问题后再重新训练。

过了一段时间，瑞恩已经能够回答好几十条简单的个人资料问题，例如，自己的名字、父母的名字、学校的名称、自己的年龄、生日、爸爸车子的颜色以及其他亲人的名字等等。治疗师于是决定重新回到当初瑞恩记不住的几个问题上。

治疗师翻看了一下记录下来的几个未完成的问题，发觉全都是答案比较长的题目，例如电话号码、住址和出生日期。有见于此，治疗师开始有意地把答案分成好几个部分，例如练习记忆电话号码时把区域号码及真正的号码分开，练习记忆住址时把不常用的地区名称、城市及邮政编号等都去掉，只练习最重要的住宅号码及街道名称。改用这个方法后，治疗师发现瑞恩的表现明显改观，于是治疗师决定把课程中其他问题的答案也尽量往简短的方向设定，让瑞恩只记忆答案里最重要的部分。

如果说这个"回答个人资料"课程让治疗师发现了瑞恩不能记住长句的弱点，那"串字"这个课程，便是让治疗师们真正发现瑞恩学习障碍的一个课程。在"串字"课程中，我们大多会由较短的词语开始。由小猫（cat），小狗（dog），车（car），笔（pen）等简单的三字母词语，逐渐增加到像自行车（bike），书（book），蛋糕（cake）等四字母词语，直到五字、六字、七字……

课程刚开始，瑞恩的学习速度极快，很快便学会了大量的简单生词。但当瑞恩完成了所有的六个字母的词语后，他的学习曲线便一下子慢了下来。治疗师尝试过多种方法，都不能令瑞恩记住一个七个字母的生词。经过一段时间的努力尝试，治疗师不得不联络课程主任，把瑞恩的问题告诉了她。

为此课程主任去了一趟瑞恩家，他查看了瑞恩所有学习课程及进度，并进行了一些不同的测试，终于认定瑞恩难以记住比六个字母更长的词语及数据。

由"回答个人资料"课程中的电话号码（连地区号码有十位数），到"串字"课程的七字母词语，瑞恩的脑海中好像只能处理六位数的数据，怎样尝试都难以超越七位数的限制。

针对瑞恩学习上的这个障碍，教学时治疗师们只好努力地绕过所有七位数以上的数据和字词。例如在练习写作时，治疗师会选择教导较为简单的生词，能够使用"纸张"（paper）的生词便不使用"黑板"（chalkboard），能够使用"楼梯"（stairs）这个词语便不使用"电梯"（elevator）。

其他患有自闭症的学童也许跟瑞恩一样也存在着学习障碍。我曾经见过学生因为拥有过分敏感的听觉而非常容易分心，也有学生因为视力问题难以判断对象的深浅等。这些影响学习的因素与生俱来，难以改变，但这并不代表我们不可以绕过这些因素，找出可以帮助学生学习的方法。纵使瑞恩不能记住比七位数更长的数据，但他强大的记忆力及专注力仍然让他能追赶上主流学校的学习，在学校中也能和其他小朋友一起说笑玩耍。作为治疗师，我们为学生的障碍留心的同时，更需要把注意力放在如何在受制的情况下最大限度地进行训练，让障碍对学习的影响减到最低。

第二部分
强化行为干预初体验

第一章　我的工作

目前针对自闭症儿童的"治疗"，因为尚无根治的疗法，确切地说是干预、训练和矫治，这个过程并不仅仅是找人来陪伴、和他们沟通，主要是依据学习原理和儿童发展的原则，建立教育矫治的策略，通过家长的参与，帮助自闭症儿童学习适当的行为并消除不适当的行为，以至进一步地使其在自理能力、自发交流、社交和学习技能方面得以改善。

1.1 关于行为干预

行为干预是以行为主义的基本原则为指导思想的一种干预模式，主要是指个体的行为可以通过操纵环境刺激或行为后果而加以改变。这其中操纵环境刺激的意义在于为特定行为的产生提供机会，而操纵行为后果则旨在改变某种行为在未来增加或减少的可能性。运用行为干预，首先需对行为产生的前提与后果进行仔细分析，这常常是以直接观察为依据的；其次，要确定那些可能引起或强化我们所要克服的过程中，主要创造出稳定的、结构化的干预环境；干预的规则要明确一致，尽可能以肯定的形式出现，而不要以单一的禁止形式出现。

自从20世纪70年代华生创立了行为主义以来，行为干预就得到了迅猛的发展，行为干预以其简单、易操作、直接针对问题的优点在学校环境中发挥着重要作用。早在20世纪西方的学校教育中就已使用行为干预的方法，如让学生担任监督者，为学习好的人发一种票据，得到票据的人可以拿来领奖。这就是后来的代金卷的雏形。

1993年，莫莉思在她写的《让我听你的声音》一书中，讲了一个有两个孤独症孩子家庭矫治孩子的方法，这就是应用行为分析法（Applied Behavior Analysis，简称ABA）。他们是看了罗瓦思写的一篇文章后决定按照他的方法建立强化训练项目的。他们的结果显得十分成功。自此以后，应用行为分析法在美国越来越广泛地受到教育界的注意，现在，美国越来越多的学校、机构和家庭都选用应用行为分析法来教导孤独症儿童。

应用行为分析法将目标任务按照一定的方式和顺序分解成一系列较小的或者相互相对独立的步骤，然后采用适当的强化方法，按照任务分解确定的顺序逐步训练每一小步骤，直到儿童掌握所有步骤，最终可以独立完成任务，并且在其他场合下能够应用其所学会的知识、技能。它以操作制约的原理和方法为核心去改正儿童的行为，按儿童的学习目标，设计情境和选定可影响该目标行为的增强物，并以他们自发的反应行为，建立新的适应行为，消除或改善因孤独症症状而引致的不当行为。

1.2　上学日

每天早上九点整，学校门前的马路旁就会停满家长们的汽车，坐在车上的家长目送着自己的孩子向学校走去。治疗师通常会在学校门前等待。让学生独自下车，拿起书包，再从汽车走到校门口，这一段只有短短一两分钟的路程，其实每天都状况百出——

第三班的茱莉常常走几步就停住回望，她要确认妈妈还在看着自己；进入学校后更是经常走错教室，需要治疗师把她带回已经待了近一年的教室。同班的马特，往往会在走到学校门口前一刻停住，不肯再往前走，对又要上学这一件事表现出极大的心理抗拒。而第四班的西蒙也同样会在校门前停住，只因他不愿意花力气把校门拉开——身形瘦削的他会躲在门后，等待有人推门而出时才借机闪身而入。假如没有人经过或找不到空位借机进入，西蒙能够默默地站在门前数分钟。除此以外，学校还有很多身手敏捷的学生。像第六班的凯里，会在下车后立刻冲到草坪上，拔一把草，然后走几步，又蹲下来拔草，直到治疗师追上来牢牢牵着他的小手，不让他停留在草坪上。第八班的吉姆，更是治疗师们的重点关注对象——只因他实在太过敏捷，常常一下车便兴奋地起跑，有次更是向着与学校相反的方向跑走，把在校门外等待的治疗师吓得立刻随手扔掉手上的东西，踢掉鞋子便朝他直奔过去，跑了两条街才把他抓住。

…………

我和其他治疗师每天的工作几乎都是以这种方式开始。

我的工作是采用强化行为干预的训练方式，专门训练患有自闭症的孩子及青年，学生的年龄从几岁到十几岁不等。根据学生的能力和生活所需，我每一天都会和学生反复练习他们现有的十几个训练课程。

能力较低年龄较小的学生会学习基本的自理及学习能力，如使用洗手间、向别人打招呼、认数字、认颜色等等；而能力较强或年纪较大的学生便会专注于一些日常生活技能，如做家务、寄电邮、使用手提电话、使用银行账户及察觉别人的表情及语气等等。

我工作时所使用的训练方式，是现在在北美被广泛使用的强化行为干预（Intensive Behavior Intervention，简称IBI）。

强化行为干预采用了应用行为分析中有关学习与行为的宗旨，以更为频繁的训练密度（一个星期至少二十五个小时）及严谨的训练方式（由专业的治疗师进行一对一教学）去改善行为。应用行为分析是基于客观的评价和经验为基础的干预措施，以实现有意义的、概括性和持久的行为为目标。简单来说，应用行为分析是一种教学方法，而强化干预，便是在有关自闭症的训练当中，密集地使用这一种教学方法的方式。这些教学方法并不只针对行为上的问题，同时亦能用来改善沟通能力、非语言的沟通能力、大小肌肉运动能力、模仿能力、学前准备等，所以强化行为干预是一个全面关注孩子多方面发展的治疗方式。

第二章　你是我的小明星

　　每一位学生，都会以他们独特的个性及需要帮助的范围令我留下深刻的印象。从他们身上，我看见小孩子独有的天真和依赖性，以及他们在吸取知识时的聪颖和努力。就如每一个平凡的小孩，他们都拥有独立的思想、喜怒哀乐的感触和对爱的渴望。他们在变幻的环境中努力找寻一个安全的角落，在慢慢接触后才愿意对信任的人敞开自我。在一层层自我保护的外壳下，蕴藏的是一颗颗纯洁发亮的星星。

　　这一章希望我将介绍几位从最开始成为独立治疗师便认识的学生。我和学生进行训练的地点可能是在学生家里、幼儿中心或较正规的训练中心，所以在介绍学生的同时也会提及训练环境及身边的照顾者对学生的影响。

2.1　长不大的女孩：对孩子的标准与期望

"大家早！"每天早上八点半，我准时推开托儿中心幼儿班的蓝色矮门，走进热闹的教室，笑着跟同学们打招呼。

"薇姬老师早！看看我排列的玩具火车！它们快得要飞上天了！"最靠近门口的小男孩大笑着向我展示他的木头火车卡，说完后便拿着"飞行中"的火车跑到教室另一边去了。

"薇姬老师！"一个穿着公主装的女孩从旁边飞扑到我怀里，"来这边！我给你涂指甲！"我笑着回给她一个大大的拥抱，说："先等一下，我要和丽莎说早安呢。""噢，她在那边。"女孩举起手指向教室最远的角落。我抬眼望过去，果然见到一道紫色的背影，正蹲在那里自己玩着玩具。

我放下身上的大衣和手袋后便向着那道小小的身影走过去，在她面前坐下挥手说："丽莎早安！"而我面前略显瘦弱的小女孩像是没有听到我的说话般，继续专注地把玩着手中的玩具。"丽莎，"因为没有得到响应，我用强调的语气再说了一遍，"我在这里呢。"丽莎终于抬起头，默默地看了我一眼，因为刚起床她及肩的金发有点凌乱。"丽莎早安！"我挥挥手再说了一遍。丽莎终于举起像婴儿般细小的手敷衍地胡乱挥了一挥当作响应，随后又立刻低下头继续玩玩具。

　　丽莎是我的学生中一位小小的、长不大的女孩。在充满朝气的教室里，总会看到瘦小的丽莎穿着爸爸妈妈为她搭配的一身紫色衣服，拿着一大堆碗碗碟碟或几个玩具齿轮，蹲在教室的角落里，静静地排列齿轮和旋转。今年五岁的丽莎，由于牙齿发育不正常，令她只愿意吃流质食物而导致身体营养不平衡，身材跟两三岁的孩子差不多，在一大班同龄甚至比她小的同学中显得格格不入。因为身材问题丽莎的父母曾经带过她去见过专科医生。经检查发现，丽莎身体中的铁质含量偏低，这令她容易感到疲倦，没有心思上课。而在别人眼中，丽莎就像一个婴孩：她身材瘦小，需要使用尿片，尤其是完全不会说话。尽管如此，我们却发现丽莎明白大量的单词，并能够准确地接收及遵照指令。而随后的训练也成功地把丽莎脑袋里的奇思妙想通通引导了出来，呈现在一直不了解她能力的我们眼前，更令我感觉到丽莎是一颗未经发掘的宝石。

　　丽莎有一位在同一间幼儿园上学的弟弟。可爱的弟弟每次在幼儿园内遇见丽莎，都会迈开小短脚飞奔过去给姐姐一个大大的拥抱，非常温馨。有一次弟弟在走廊上看见我却没有看到姐姐，他抬起头带着婴儿腔问："里……莎？"可爱得让我的心都要融化了。

　　据他们的爸爸妈妈说，弟弟在家里也是非常喜欢黏着姐姐的，无奈丽莎更喜欢自己一个人待着，所以每当弟弟接近的时候，丽莎便会抱着玩具立刻转移阵地，留下弟弟一人呆呆地站在原地，可过不了多久，弟弟又会再接再厉地追随着姐姐。

　　虽然丽莎独立的个性非常符合她姐姐的身份，但今年才三岁的弟弟却往往被误认为是丽莎的哥哥，原因是弟弟尽得父母的真传，非常健硕，反观作为姐姐的丽莎却比弟弟瘦削一倍不止，既不长高又不长胖，比起弟弟丽莎更像是一个三岁的孩子。

丽莎刚刚开始接受训练时刚巧是我初入行的时候。由于丽莎是首次接触强化行为干预，在初次评估中也被划分为最初级的学生。根据评估的结果我们决定由最基本的能力（如眼神接触等）开始训练。这些训练很快便见成效：从不理会别人的叫唤，到现在会以眼神及动作响应；从不愿坐着超过两分钟，到现在能和我坐在椅子上学习超过一个小时；从使用尿片到现在能独立上厕所等等。

我记忆中最深刻的事是，某一天课程主任来托儿中心进行观察，午饭时他看见丽莎坐在特制的木头婴儿椅上，而幼儿班的老师像喂小婴儿般一口一口地把食物喂到丽莎嘴边。课程主任不禁问了句："她会自己吃东西吗？"幼儿班老师想了一想，说："不知道，我们一直都是这样子喂她吃东西的。"

于是课程主任提议说："不如让我来吧。"他拿过老师手中的匙子，在胶碗中舀起一点点食物，"丽莎，"课程主任把自己手中的匙子放在丽莎的小手中，"来试试自己吃。"丽莎似乎对这个动作很感兴趣，用力抓住了匙子往自己嘴里送。"做得非常好！"课程主任赞许道，并放开手让丽莎自己抓住匙子，"现在试试自己来吧。"只见丽莎拿着匙子直插在胶碗中，带起了一堆米糊，然后不纯熟地往嘴里送。

"天啊！！！"年轻的幼儿班老师不可置信地大叫，"我不能相信她在自己吃东西！！"双眼更是不受控制地湿润起来，对着经过教室门口的其他老师说，"丽莎自己在吃东西！自己用匙子吃东西！"

当天托儿中心的老师们都好像发现一件不得了的事一样，大力称赞丽莎，而丽莎也像很享受能够自己控制匙子，在午饭期间不断开怀大笑。

很多像自己吃东西般貌似平凡又微小的动作，却是丽莎努力练习很久之后才有的结果。在丽莎众多入门级的课程中，配对图片（或对象）是她学习的真正第一课。配对图片要求学生在治疗师放在桌上的三至五张图片中要选出和自己手中一样的图片，考验的是初学者对指令的接收能力（需要明白"找出一模一样的图片吧"这个指令），视觉表现（看得见纸片上的图案），手部肌肉（拿起及放下图片），以及对相同图片或对象的认知（要懂得比较及明白两张图是一样的）。每次开始新的配对课程，丽莎一开始的不适应都会令我想起当初为了教她配对图片所花的心血：教她不要一手推开所有图片，教她怎样拿起一幅图，教她怎样把两张图放在一起……一步一步，到今天只要我说"配对"两字，丽莎便已能够拿起面前的图片，并准确地把它放在面前三张图片中相对的一张上面。如今丽莎即将完成配对类别下的所有课程，其他的初级课程进展也很好，只有发声训练，这么长时间以来进程缓慢。

大部分自闭症患者都拥有不同程度的沟通障碍。某些患者可能因发声困难而偏向使用无口语沟通（Non-Verbal）；某些患者需要时间来理解别人的说话，或说话时出现口吃等情况；某些可能明白语言却难以察觉或了解别人说话时的语气、脸部表情、小玩笑等。而丽莎便是偏向使用无口语沟通的患者。为什么说是偏向呢？因为丽莎其实是有能力发出音节的。

我们用了好几个月，教会丽莎怎样开口发出三个简单音节——"呀""妈"及"唔"，也就是说丽莎的发声训练并非毫无成果。可是对于其他音节及单词，丽莎一律紧闭双唇，以哼音带过，就连我拿出她最爱的平板电脑，她也只是把"iPad"的音调哼出来——"hm-hmm"，令我一度觉得真的走进死胡同了。经过无数次的失败后，我们暂时停止发声这个课题，转而尝试使用其他辅助性发声软件。而这个软件，就是之后让我们发掘到丽莎真正潜能的重要工具。关于这一部分的故事，在后面章节会再次提到。

对丽莎来说，透过观察和模仿去学会一项技能是很困难的。她缺乏从日常生活中吸取学习经验的能力，以致简单如独自梳洗，或正确玩一件玩具，都需要有人从旁指导。

担当着教育者的角色，我们时时刻刻地提醒自己，不能以其他小孩的标准来衡量患有自闭症的学生。如上文提到的丽莎的配对课程，当我们认为孩子能够轻松自然地选出两张相似的图片再把他们放在一起时，丽莎却需要从成功拿起一张图片开始，再慢慢学习把手中的图片放在另一张图片上，然后才是课程的主题：找出配对图片的训练。读故事书呢？我们大概都已经忘记了从什么时候开始自己能读完一本故事书的了，但教导丽莎时先要教她把书本拿好放正，再教导她用一只手拿着书本，另一只手逐页逐页地翻书……

丽莎在训练后期所表现的聪敏，有时也会令我变得急躁，总希望把知识通通都教导给她。但一路以来我都不断告诉自己不能够操之过急，同时提醒自己对丽莎来说什么最重要——是坐在桌子上学习的学校知识，还是最基本的沟通交流及自理能力。只有确定一个较为明确的目标，在进行训练的时候才能时刻紧贴着目标前进，专注于那些眼下对丽莎最为重要的能力训练。这几年间和丽莎一起克服的每一个学习课题，也同时让我一起获得学习和成长，并更深刻地体会到作为治疗师的意义及责任。

2.2　资优淘气鬼：找出问题的原因

在我初入行时，认识了一位聪明绝顶的学生——亨利。在谈及亨利的故事前，我想先向读者介绍一下他的生活背景。亨利的家庭背景非常复杂：父母离异后，妈妈带着与前夫所生的女儿以及新婚丈夫和前妻所生的女儿在我们的城市展开新生活。在我接手亨利这个个案时，妈妈又刚刚为现任丈夫生了一个儿子。而亨利跟着爸爸和外婆在外地生活，直到妈妈觉得亨利在原居住地所受的特殊教育不及我们城市，才把他和外婆一起接来同住，和新爸爸、两位姐姐和弟弟一起，组成一个非常复杂的大家庭。

因为外婆由始至终都陪在身边，也是在家中主要照顾亨利的家人，所以亨利最亲近的便是外婆——每一堂课都想逃走去找外婆，每一次外出都坚持要回家找外婆，开口说得最多的便是"grandma（外婆）"，甚至连其他治疗师邀请他画画或外出散步均告失败的时候，最后的杀手锏也往往都是外婆——

"你想要画画吗？"

"不要！"

"那不如画外婆？"

"好。"

说亨利资优，并不是指他经过专家的测试拥有比平均水平要高的智力，而是因为亨利在各方面的表现都异常出色。"资优"两字能够充分表达我对亨利能力的体会。亨利的模仿及学习能力很强，第一课我们介绍的课题，下一次他就已经能够独自完成。他的记忆力也同样出色，对于感兴趣的事物（如动物等），他能准确记住一大堆深奥的名称，他的聪敏让所有治疗师都为之惊讶。

　　可是聪明之余，这位资优生的问题行为却令人极其头痛。上课时突然跑上楼不愿下来是平常之事，另外在公园里特地跑到治疗师看不见的地方突然向别人扔东西，当弯腰时把妈妈的上衣扯上去，把玩具球掷到台灯上以致球被烧融了，突然把手贴在别人的后背上，发脾气时推人或打人等等。亨利刚开始接受治疗时，便演示了以上种种令人颇为头痛的问题行为。

　　这个家庭因为亨利的活跃而很少有平静的时刻，在家中最常听到的便是种种制止亨利这些行为的声音，比如亨利在训练期间跑去找外婆时外婆生气的话语："亨利！快点回到老师那里去学习！"或是亨利把东西乱扔或在家中跳上跳下时妈妈或外婆气急败坏地叫嚷："亨利！快停下来！"我每次会在亨利家停留约六个小时，而这些制止的声音，每隔几分钟便会响起一次，亨利的活跃程度可见一斑。

　　好动的亨利也有静下来的时候，那便是我们的训练结束的时候，也是姐姐们放学回家的时候。新姐姐放学回家后会像平常的年轻人一样立刻回到房间关上门，但亲姐姐回来后会静静地坐在客厅中等待我们的训练结束，然后轻轻地呼唤亨利："亨利，来姐姐这里。"这时亨利便会乖乖地从椅子站起来走到姐姐身旁，被姐姐抱在怀里。每一次姐姐都会温柔地问："有乖乖地上课吗？"此时亨利会像只懒洋洋的小猫，轻轻地点头，然后继续静静地待在姐姐怀里，直到姐姐把他放开。这时候的亨利安静又乖巧，真的难以想象数分钟前他还在沙发上跳上跳下，拒绝学习。

和亨利相处了几个月后，由于有私人要事，我离开了亨利的治疗队伍数个月之久。刚回来时，有一次我正好跟同队的另一名治疗师一同参加一个小型会议。于是这位治疗师很自然地与我谈起了在我离队期间亨利的"精彩事迹"。

她一开口便说："你知道吗？亨利差点把家里的地下室烧掉了！"

我当然吓了一跳："为什么？你在场吗？"

"在场啊，"治疗师说，"当时还是我叫的消防员。"

"到底是怎么回事啊？"我急忙问道，心里还是感到有点难以置信。即便亨利很调皮，他也不像是敢玩火的孩子。

"我们正在上课，你知道他喜欢跳上沙发背吧？"见我点点头，她继续说，"那天他又跳上了地下室的那张沙发，然后像泰山般抓住天花板的水龙头，结果水龙头负荷过重掉了下来，弄得四周都是水。"治疗师吸了一气继续说，"其实我觉得当初我们没有受伤实在太幸运了。你知道吗，地上的水漫延到正在改建的地下室，结果碰上了线头外露的电线，立马就火花四溅，烟雾弥漫！"

"我的天啊！那最后呢？"

"最后？最后我赶紧把亨利拉走了啊！还打电话叫了消防员！"治疗师突然笑了笑说，"亨利好像知道自己做错事了，看着当时一屋

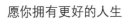

子的混乱静静地说了句'我弄坏了地下室'，而下一堂课他比平时乖了好几倍呢。"

我听得目瞪口呆，觉得这就像是电影的桥段。"希望我回来后他不要弄出同样的事，"我说，"我肯定不知道该如何反应呢。"

可因为训练时间有变，以及我的时间表无法配合等原因，之后我没有再回到亨利的训练队伍。最近一次听到亨利的故事，是事隔两年后和课程主任再次谈论起这个个案。课程主任开心地对我说，亨利现在行为大有改善，绝对是甜心一颗。我听到以后也为亨利及他的家人感到非常高兴。虽然主任说他在行为上依然有进步的空间，但一路以来的正面改善对家人及治疗师起了很大的鼓舞作用！我刚好有个新学生就住在亨利家对面，每个星期我去学生家时都不免想起这位资优生，心想说不定当他和他亲爱的外婆在街上散步时正好会遇上。

对于有行为问题的自闭症学童，改善不当的问题行为绝对排在家长心中的训练清单的第一位。就如一位网上认识的妈妈所说，在孩子出现问题行为的时候，她除了感觉到对孩子束手无策之外，更觉得过程非常难熬，甚至会"好想死"。作为每天都要处理问题行为的治疗师，我对这位妈妈的话深有同感。教导小朋友本身就是一件不容易的工作，而教导有特殊需要的小朋友所需的耐性及精力，更是常人难以想象的，我每一天工作结束时都觉得筋疲力尽，更不用提年中无休的孩子父母了。我经常看到课程主任和治疗师满身伤痕，更有的父母因为孩子严重的问题行为变得害怕面对自己已成年的孩子。

家长们经常会问，孩子出现问题行为的时候该怎么办？我受训时接受的第一条守则便是尽量离开问题行为发生的范围，确保自己的人身安全，以及在心理上保持心境平和，不让患者看出四周的人的情绪起伏，杜绝他们因为问题行为而得到更多的关注的可能。在孩子听不进任何道理或指示的时候，可以耐心地等，待孩子看起来冷静一些后才适当给予指示（如：偶尔提点他平静后便可以回到座位），让孩子慢慢明白并习惯，只有听从指令及平静地对话才可以达到目的。这个过程也许会花上很长的时间及耐心，曾经有学生便在受训初期每天都有四小时在发脾气，在教室四处游荡，但逐渐地孩子便会明白他们不会因为问题行为而得到关注或想要的东西，只有听从教育者的话，才能最终达到目的。

那如亨利般拥有一堆非哭闹方面的问题行为时该怎么办呢？虽然乍看之下好像有一大堆问题，但实情是每一个问题都有原因，只要找出原因好好训练，问题便可以逐个击破。像亨利一样有偏向外婆的逃跑行为？若他只有在外婆身边才感到安全，那何不把学习地点换到外婆附近？甚至可以邀请外婆配合一番，让外婆也参与上课的活动。亨利有熟悉的亲人陪伴上课能够感到安心，家人也可以借此观察一下训练的技巧。那扯高别人的衣服，把手贴在别人的皮肤上怎么办？皮肤的触感也许让亨利觉得安心，是一种感官上的满足，我们可以找来其他的替代品，让亨利在恰当的地方发泄他感官上的所需。那在洗手间以外解决生理需要又该如何？这种情况我们会先让专家检查孩子的身体有没有特殊的病痛，如果不是身体或心理不适引起的，强化行为干预里有一系列的上厕所训练来帮助小朋友适当地使用坐厕。而亨利的行为正是身体不适，导致他在心理上排斥使用坐厕。亨利的治疗队伍知道原因后快速调整了训练课程，而这件事也促使我在往后的治疗日子非常积极地尝试找出每一个问题的原因。对症下药，才是治疗的最好方法。

　　当然解决问题行为并不如以上所说那般简单，其中还应该包括各种主动及被动的问题解决方式，但家长在面对问题行为时亦无需反应过度，以免加剧行为严重性，当然更应该时刻注意，不要让自己受伤。

2.3　孪生兄弟与超级妈妈：创作力、容忍力与无私的爱

我的客人中有一对孪生兄弟兄弟——一对七岁大的孪生兄弟两人都患有严重自闭症。而为什么标题是超级妈妈呢？因为他们有一位，我见过的家长里最有耐心、最投入、最专业的妈妈。

先说说这对孪生兄弟吧。白白胖胖的格雷和克拉克都有一头棕色的短发，两双闪闪发亮的眼睛经常因为微笑而弯起，可爱得很。这对兄弟在八个月大的时候被诊断患有自闭症，从此这一家人的生活便起了翻天覆地的变化。克拉克经过好几年的治疗，现在基本可以与身边的人进行正常的交流。除了偶然会容易紧张及情绪激动外，大部分的时间跟正常的小朋友并无差别。我负责训练的是哥哥格雷。比起弟弟，格雷仍然有严重的重复性行为和特殊的喜好。因为语言障碍较严重，性子急的格雷稍不如意便忘记使用语言来交流，改用行为来表达紧张和不满。尖叫、推撞、打人、弄坏东西实在是家常便饭。可谁又会知道，在他们还小的时候，其实弟弟看上去比哥哥更加令人担心呢。

半年前格雷成为我的学生。从第一课开始，我便开始了与格雷斗智斗勇的教学过程。

格雷有很多大大小小的坚持：行车要贴着右边线行驶，吃零食

一定要三款食物，门一定要开着，以及很多很多他坚持的先后次序。无论父母给他做了多少心理训练让他能应付日常生活中的变化，甚至连我们课程主任都载着他走了很多里程只为了让他习惯车子在其他线行驶，但这些通通都不起作用。一旦事物与他坚持的理念不符，格雷便会把过去的教导完全抛诸脑后，采用最直接粗暴的方法想去改变它们。结果可想而知：他在行车时大声尖叫，在邻居上下货时冲去关上别人的后备箱，在上课时突然推倒椅子，或直接摔门逃走。因为想要把门开着，有一次，格雷在学校走廊行走的时候，突然向大门冲去，一把推开关着的大门，把站在大门外的小孩子撞倒在地，而当孩子的祖母走上前来想扶起孩子时，格雷再次推门，把站在门边的祖母也撞倒了。从此以后学校便严禁格雷开关门，而因为这个欲望被压制，格雷在学校外面对开关门的需要愈来愈大，造成了恶性循环。

对于学校一星期七天的投诉，孪生兄弟的妈妈却从来没有半句责骂。令我从心底佩服的是，她会认真地找出每一个问题的根源，再与治疗师一起想出可行的引导方法。而她想出的方法往往都非常有创意及有效。

某一次我在孪生兄弟家中上课，格雷跟我开了一个坏玩笑，特地撕破我拿来的练习簿和故事书，然后再问我要胶纸贴好。为了让他明白撕破东西的后果，我没有立刻答应给他胶纸。结果格雷立马大发脾气，并大声尖叫，尝试从我的包里抢走胶纸，以致训练课无法继续下去。

课程结束后我把此事告诉了妈妈，妈妈听了一脸惊讶："这是他很小时曾经出现过的行为，但已经很久没有发生过了啊，怎么又重新出现了？"

我也很意外："他从前也喜欢撕纸张吗？"

"对啊，"妈妈陷入了回忆中，"我当时尝试过很多方法都不管用，他总把家里的图书撕得破破烂烂，后来有一天我不记得从那里得到灵感，我在一个胶盒中放了一堆废纸，然后每一次当他又想撕故事书的时候时就把胶盒递给他，说：'要撕纸吗？这里有纸，拿去撕吧。'随便他爱怎么撕便怎么撕，但只能撕胶盒里的纸张。慢慢地，他这种撕纸的行为便停止了。"妈妈告诉我格雷这种行为已经消失了好几年，但撕纸张的行为消失后，却出现了强烈的开关门的欲望，并一直维持到现在。

"他对开关门特别执著，"妈妈感慨地说，"他几乎想把自己所见到的所有门都打开，甚至连邻居家的车房卷闸门都想打开。我们的邻居非常友善，见格雷对他们的车房卷闸很感兴趣，有一天甚至把车房门开关的密码都告诉了他，结果那段时间他一有机会便走到邻居家按密码锁，我怎么都阻止不住！"

"但他现在对开关门好像没有那么执著了对吧？我都没见过他放学后走到邻居家要开他们的车房卷闸。"

"是啊，现在比起之前好太多了，"说着妈妈从书柜的顶部拿出一个停车场玩具，"我除了告诉他邻居车房要不要打开是'他们的决定'，他不能够为别人做决定外，还特地买了这个玩具，"妈妈一边说一边搅动玩具旁边的手把，只见其中一个关上了的迷你卷闸慢慢地向上卷，"看！这玩具我花了好久才找到！从那以后当他说要去开关邻居的车房门时我便告诉他去玩那个玩具，久而久之他对那个车房卷闸的兴趣便被慢慢磨没了。虽然现在还是想要开关普通的门，但至少已经不会再跑去开关邻居的车房门了。"妈妈一脸感慨。看得出来她对改善格雷的每一项行为都花了很多心机。除了尝试对格雷解释原因外，妈妈还会利用玩具去转移格雷这些感官上的需要，相信这么多年来格雷的很多行为之所以有所改善，都是源自妈妈的各个好主意。

每一次训练结束后，我和妈妈都能够谈上至少半小时，畅谈孪生兄弟的各种问题行为，以及交谈有关训练及改善行为的经验。久而久之，我在妈妈身上学到了不少知识。

记得有一次妈妈说，从前她为了解决孪生兄弟不肯穿衣服的问题几乎走遍了所有的自闭症工作室，结果在一位同样患有自闭症的人分享亲身经验时才得知，原来有些自闭症患者对衣物的质料及线头很敏感。跟那人一样，因为衣服上的线头，孪生兄弟穿上衣服时总觉得很痒，如被蚁咬，所以对穿衣服，尤其是对袜子很抗拒。妈妈了解了原因，便听从那人的建议在网上买了无缝的袜子，孪生兄弟也从此不再抗拒穿袜子了。

看着如今的孪生兄弟，没有人能想象得到格雷小时候是碰都不能碰的绝缘体。无论是谁，只要稍加接近格雷就会变得很紧张，甚至变得歇斯底里。而小时候的克拉克就像现在的哥哥一样，经常因为紧张而忘记用语言表达自己，甚至连直视都做不到。而如今的克拉克就像拨开了面前的雾一样，他的社交能力、沟通能力以及视力都提升到近正常水平。

在这个成功的例子背后，注入的是爸爸妈妈数年来无数的心血与付出。在家里，无论孪生兄弟的情绪有多反复，我从来没有见过妈妈和爸爸对着孪生兄弟生气。我看到的只是爸爸妈妈对孩子每一个要求和问题的认真考虑，例如为克拉克不厌其烦的重复问题独家制造了一本"十万个为什么"；在我们为孩子上课时，悄悄地给他们装上梦寐以求的大床制造惊喜；在度假村里格雷情绪不受控制时，爸爸留在房间陪伴格雷，妈妈则带着克拉克去继续游玩；还有在我们与妈妈讨论课堂进展时，爸爸为了不让孩子听到有关自己的评价而带着孪生兄弟外出骑自行车……爸妈两人分工合作的例子有很多，而这么多的配合，就是为了令两个宝贝能够满足愉快，以免其中一个人的负面情绪引发另一个的紧张而导致两人的情绪都失控。

　　虽说孪生兄弟有位超级妈妈，但妈妈的超能力也不是一天练成的。从一开始的无措，到现在的安然淡定，这位妈妈所经历的心路历程之艰难实在难以想象。作为一位治疗师，我衷心地佩服孪生兄弟妈妈的坚强。为了孩子，妈妈拜访了当时几乎所有的自闭症工作室，为了增加自己在自闭症方面的知识做了大量的阅读，她积极地参与孩子的治疗以及自闭中心的活动；在专家、学校和公共机构面前为孩子争取到很多机会以及别人忽略了的对孩子的帮助。她周旋在学校、治疗师、资助机构之间，常常为了要证明孩子的能力而在电话里和面对面的交流中费尽唇舌，去年她被当地有名的自闭治疗中心推选为义工部的主席，孪生兄弟的另一位治疗师更在某商业机构的最伟大妈妈活动中推选她为候选者。

　　妈妈对治疗训练积极参与，和孪生兄弟不同的教育者都发展出良好的关系。由于这种亲近，孪生兄弟小时候的言语治疗师会在分别数年后以朋友身份造访，孪生兄弟的几位行为治疗师会陪伴他们一家人外出看电影，甚至会在他们家的后花园和孩子一起露营。每次课堂前后妈妈都会跟我们分享经验，包括孪生兄弟的习惯以及他们作出某种特定反应的原因。而因为这种良好的沟通，治疗师可以在课堂上更准确地把握训练内容及强度，避免因为不熟悉而引发他们的负面情绪。可以说妈妈的积极参与，实际上是给孪生兄弟增加了很多不同的学习机会，也同时改善了他们所接受的训练的质量。能认识这位模范妈妈，令我受益匪浅，大开眼界。而在未来，克拉克成功的例子将会鼓励及引导爸爸妈妈及治疗师为哥哥格雷继续进行治疗。期望有朝一日挡在格雷面前的雾也能够被一层一层地揭开。

2.4　温顺可爱的哥哥：孩子在不同环境的分别

由于学生杰米的关系，我认识了很温馨的杰森先生一家。温柔的哥哥杰米，活泼调皮的弟弟，加上慈爱的杰森先生和杰森太太，组成一个非常圆满的家。哥哥杰米在约三岁的时候被诊断出患有自闭症，并从此开始接受治疗。哥哥性格温柔，容易害羞，说话时声音轻细软糯，无论说什么总像甜言蜜语，让人心生欢喜。但温顺的哥哥也有孩子气的一面，在心情大好的时候会突然高声歌唱，会特地不断重复某几句傻气的说话来引人发笑，也会和治疗师在房间里玩躲猫猫玩得乐此不疲。

虽然在家里开朗又活跃，但哥哥在学校里却展现出完全不同的性格：沉默寡言，缺乏反应。由于哥哥患有自闭症，他的沉默在老师眼中便变成了自闭症病征的一种，被认为听不懂别人说话，甚至被视作不懂得说话。

因为哥哥在学校和在家中表现出巨大的反差，于是有一次学校提出到家里探访，希望能观察一下哥哥在家中进行应用行为治疗的情况。

那一天狭小的地下室挤满了人，哥哥和当日的治疗师坐在四方桌子的两边，而两位学校的老师搬来两张椅子坐在治疗师身后靠墙的位置。如往常一样，训练由轻松愉快的活动开始，然后是较为严肃的各种训练，中间加插几段短暂的休息时间。

哥哥当天并没有因为增加了观众而感到不自在，整堂课就如平常一样展示出他活泼好动的一面，反观学校的老师，在上课期间不断瞪大双眼，不时发出惊讶的吸气声。哥哥的高声歌唱和时不时开的小玩笑不仅令两位老师感到惊讶，他在课堂上展现的高度接收能力及知识基础更是令他们大吃一惊。

在课堂快结束时学校老师和治疗师交谈起来，抒发他们对这一堂课的意见："杰米的表现实在太完美了！我们在学校里从未听过他开口说话，更不用说像今天这样展现他这么恰当的应对能力及学习能力！"

哥哥的治疗师艾米莉听到后，微笑着说："我听说杰米在学校的时候表现得和在家中非常的不同。我很好奇，我们刚刚的活动，有哪一项是杰米在学校内不会展示的呢？"

"是数学题吧，"其中一位老师说，"在训练时我看见杰米很顺利地解决了你出的数学题，但平日在学校里他从未能独自完成过，每次都需要我们协助，好像听不明白我们的问题一样。真想不到杰米的数学理解能力原来这么好！还能做双位数的数学问题呢！"

"对！我也没有见过他那么自信地独自解决问题！真的很令我感动！"另外一位老师，也是杰米的班主任对此深表同意，他说，"还有，我听到杰米不断在课堂中提及几段小故事，我想他其实是在回忆在学校发生过的几件事。"

"真的吗？！"杰米的治疗师惊讶地说，"杰米对表情很敏感，几乎每一堂课都会提及有关'男孩女孩''打破东西''哭泣''歌唱''跌倒''打人是不对的'等小故事。但是因为他会很主观地描绘事件，我们常常不能确定他说的是否真的发生过。"

"我想这些故事是真实的，"班主任说，"就像那个'哭泣'和'跌倒'的故事，他说的应该是上个星期，班上一位女同学被男同学推倒，然后大声哭泣的事情。我真不能想象杰米居然会记得这些教室中的小插曲，更能在和你们进行训练时以自己组织的语言说出这些故事！"

这一次学校老师的观察活动，让哥哥的治疗师们与学校的老师进行了一次非常有意义的交流，让双方对于哥哥能力的了解增加了不少。就如学校老师了解到哥哥的数学能力水平，而我们也终于知道哥哥经常提及的故事，其实是真有其事。

哥哥在家中训练时所学到的知识，在学校里却完全展现不出来。这种情况在自闭症患者中其实非常常见。由于对知识的运用比较刻板，患有自闭症的学生只会在当初学习这项能力的情况下才能展现能力，正如哥哥在家中学习的运算能力就只能在家里才会展现出来一样。要跨过这一个断层，让他们在陌生的地方展现出学懂的知识技能，也是需要经过训练的，而我们称这种训练为泛化（Generalization）。

泛化的训练有许多，除了训练学生在新的环境中展现能力，还包括了新的老师、新的指令和新的学习材料等。以哥哥的运算能力为例，当哥哥学懂了如何运算程序后，他的学习目标便会变成在新的环境里成功运算。于是我们便会由熟悉的地下室改为在房间里、阳台上，甚至在外出时让哥哥进行运算。当哥哥能成功在陌生的地方运算后，我们便会邀请新的老师来对他说出指令，如平常并不会和哥哥进行运算练习的爷爷、奶奶、学校的老师等。另外还会训练哥哥明白新的指令，以免他只记住特定的某几句指令而听不懂其他意思相同但用字不同的指示。最后也需要教会学生学习使用陌生的学习材料，例如哥哥习惯使用手指头来计算，我们便会让哥哥尝试使用小珠子、贴纸等其他事物来计算，以及让他在纸张上、黑板上、书本上，甚至用粉笔在柏油路上进行运算。只有在不同的环境及情况下都能够成功展现出运算的能力，哥哥才能够称得上是真正地学习到这项能力。有关泛化的训练，在其后章节会再次提到。

2.5　油腻腻的女孩：团结又混乱的家

　　我曾经给一位中东的学生上过训练课，从而结识了一个很特别的家庭。由于这位学生接受训练的时间非常短暂，所以关于训练的内容不多，但我仍然想把这个案例记录下来，当作一个纪念。

　　这位中东籍的学生有三位姐姐，所以我决定称她为四妹妹。她们的妈妈很厉害，三位姐姐都被她教导得非常好，她们也都很疼惜这位最小的、患有自闭症的妹妹。每一位姐姐都能够单独地照顾四妹妹上洗手间，全家人甚至制定了时间表要求每位家庭成员都要单独和妹妹"上课"，这实在是非常难得而对妹妹又非常有帮助的一件事。

　　每天四妹妹下课回家后的两个小时，便是家人和妹妹单独上课的时间。姐姐们会和四妹妹在宁静的地下室玩游戏、涂颜色，以及教四妹妹写字唱歌。看到四妹妹桌子上那一叠厚厚的练字簿和绘本，我不禁感叹姐姐们的耐心和坚持。

　　这个大家庭除了团结之外，凌乱是另一大特色。四妹妹的课安排在下午，每次我到达四妹妹家时，妈妈都在厨房"大展身手"，而三位姐姐则在很大声地用母语沟通。有一次我到的时候发现屋子里布满浓烟，还以为她们的厨房着火了，结果其中一位姐姐告诉我，她们是在用传统的方法熏屋……

四妹妹家是我每个星期消毒洗手液用得最多的地方。其实四妹妹是懂得自己上洗手间的。虽然每次都有家人在旁协助，但至少她有需要时懂得自己上洗手间。所以当我偶尔看到她的裤子湿了一片，又或者上完洗手间后裤子湿了时，我真的不知道到底应不应该继续跟她玩太过亲密的游戏。四妹妹还很喜欢吃曲奇饼，因为她会很随意地把饼碎抹在身上或衣服上，她的头发和颈部经常都是油腻腻的，以致我每一次拿起她那些放得太久而变潮了的曲奇，都有一种异样的感觉……

　　四妹妹家总带给我各种"惊喜"，甚至有一次我还在她家做了一次"水疗"。那天我到达四妹妹家中时，她已经在地下室等候了。我走到地下室，看见在玩玩具的四妹妹便喊了一句："妹妹！来给薇姬老师一个大拥抱！"四妹妹听到我的叫喊，大笑着向我跑过来。我弯下身接受四妹妹的熊抱，但就在双腿接触地面的一瞬间，我突然发觉膝盖部位变得湿答答的。"糟了！难道是四妹妹的'意外'？"我立刻站起来检查四妹妹的裤子，"不对啊，四妹妹的裤子仍然是干的啊？"再低头看看自己的裤子，"那为什么我的裤子是湿的？！"我这才发觉地下室的地面湿答答的，于是我找到妈妈说："不好意思，那个，地下室的地毯很湿呢。"

　　"噢，对对对！"妈妈用力拍了拍我的肩膀说，"我们刚刚接待了几位从家乡来访的亲戚，他们昨天才离开，所以我们便把地下室的地毯洗了一遍，现在应该还没干透。"听了妈妈的话，我在心中默默地说："不是没干透，根本就像是刚从水里捞出来的一样啊。"结果整个一个多小时课我只能无奈穿着袜子在又湿又冷的地上走来走去，反观四妹妹，她赤着脚若无其事地在湿湿的地毯上来回奔跑，愉快不已。

　　下课一回到车上我便把吹风开到最大不停地对着腿部吹，回家立刻洗了个热水澡，之后才摆脱了一身的不适感。有了这一次的经历，自此我每次去给四妹妹上课时都会自备一双拖鞋。

　　如果说每接触一位学生就能让我学到一些关于治疗训练的新知识，那为四妹妹上课所带给我的启示，便是一个团结家庭对孩子成长的重要性，以及一个整洁、设备齐全的工作空间对孩子学习的重要性。在后面的章节我还会再次提到四妹妹和那个地下室的环境布置，以及在那里所进行的训练。

2.6 治疗中心的小公主：早期疗育与确诊

　　每天早晨，在学校门外等待自己学生的治疗师们，都会在某个时间一起发出赞叹声："看！是艾丽斯！她好可爱啊！""噢，看看她的白色洋装，她所有的衣服都是在专卖店买的吧！""她抱着洋娃娃坐在爸爸怀里，真的好像小公主啊！""看看她踢着雨鞋急步走的样子，真的好可爱啊！""我将来的小孩一定要像她一样！"而当治疗师眼中的小公主走到校门前时，治疗师打招呼的声音也是此起彼伏："早安！艾丽斯甜心！""艾丽斯早安！今天又打扮得像个公主似的啊。"还有爱恶作剧的男老师特地走到爱丽莉面前，弯下身来扮出一副无害的模样："噢！看是谁来了？是艾丽斯！来，跟我走吧，我带你去吃杯子蛋糕！"然后艾丽斯就会害羞地躲在妈妈或是别的治疗师身后，奶声奶气地说："不要！"惹得周围的治疗师都哈哈大笑。

　　艾丽斯是学校里为数不多的小娃娃，因为她又可爱又容易害羞，全校的治疗师都喜欢逗她玩，很快便成为了训练学校的小公主，深受大家的喜爱。只要有同事要到艾丽斯所在的第二班帮忙，我们都会羡慕地说："你可以去和小公主玩吗？太幸福了！"我曾经也有好几次在同事的羡慕的眼光中去第二班帮过忙。头一次去的时候，一走进教室，二班的治疗师便说："她今天要进行的训练都完成了，不如你和她一起玩一会吧。"我当然满口答应。我很乐意留在教室里和小公主一起涂颜色，培养感情。

我拿起书柜上满满一盒颜色笔放在桌上，对小公主说："来吧艾丽斯，来选一种颜色吧。"然后便随便拿过一支颜色笔开始在纸上给小公主画起公园的背景。小公主在一旁对要用哪一种颜色好像拿不定主意，最后她伸出手抓住我正在用的那一支颜色笔。

"你想要这支吗？喏，拿去。"我把笔递给小公主，便拿过另一支颜色笔继续画背景，"你要画什么？我们来画公园好不好？看，树的旁边缺少了滑梯和秋千呢。"

小公主也拿起了笔在纸上空白处画画，以及不断地写出自己名字的开首字母。

"艾丽斯好厉害！能够写自己的名字！"可我刚说完，小公主便放下笔又抓住了我手中的那一支。"你想要这个颜色吗？看，笔盒里还有一支。"我指着笔盒里一模一样的颜色笔，提醒小公主去拿笔盒里面的那一支。但是小公主还是紧紧抓住了我的笔不放手，最后我只好决定："好吧，你用这一支，我拿另一支好了。"然后便拿起刚刚指给小公主看的那一支颜色一样的笔，又专注地画起来。

小公主也拿过了笔，在纸上和我一起为公园加上花花草草。不到一分钟，小公主放下了笔，决定要再次换颜色——她又一次伸手抓住了我手中的笔。我终于察觉到不妥。

在课堂结束后，我对第二班的治疗师们说："艾丽斯刚刚不断地想要用我的颜色笔，就算笔盒里有一模一样的也不愿意用。"

"噢，真的不好意思，她现在在学习分享，"班上的治疗师解释

71

说，"她会不断地想要拿走你手中的她感兴趣的东西。"

"真的不知道她会这样啊，看她平常羞答答的。"

"对，其实我们也是不久之前才发现的，"治疗师继续说，"你记得上个月我们去了一次班级旅行吗？"

"记得啊，"我说，"是你们一起去快餐店里的游乐场那一次吧？"

"对，那次他们一窝蜂似的涌进游乐场玩，我们都在外面看着。不久之后我们听到有陌生的小女孩跑过来向爸爸投诉，说不断有人在滑梯上推她。我们心想：'唉，那一定是班里新来的小霸王做的。'结果过了一会，那个小女孩指着前面的小身影，向爸爸大叫：'爸爸！就是她刚刚在推我！'我们顺着她指的方向一看，心里吓了一大跳：'我的天啊，不会吧？那是艾丽斯啊！'"

在大家的印象中，小公主是文静又害羞的小女孩，刚开始相处时很难想象到她也有蛮横的一面。结果大家都像我一样，经过数次东西被抢走后，才后知后觉地发现问题。

我与自闭症儿童相处数年，碰到的如小公主般年纪幼小便开始接受训练的人并不少。很多自闭症患者的症状能够透过治疗及训练得到改善，而其中几个影响治疗的因素包括接受治疗的时间、强度，以及患者本身的能力水平。想要达到最大幅度的进步，早期疗育（Early Intervention）是当中非常重要的一环。很多研究指出，自闭症患者若能够尽早发现征状和及早开始训练，对患者以后的身心发展以及学习能起到至关重要的作用。

在成为一个能独立进行训练的治疗师以前，我在一间自闭症治疗中心接受训练，观察及学习其他治疗师为小朋友进行一对一的强化行为干预。某个清亮的早晨，伴随着一阵哭泣声，治疗中心的大门被人推开了。正在大厅进行观察的我回头一看，只见一个小孩被母亲用厚厚大衣的围成一团抱在怀里，正在哇哇大哭。因为天气寒冷，脸蛋被吹得红扑扑的，脸上又挂着泪，乍看之下真的很可怜。这时，我身旁的一位治疗师从容地走上前："早安！安迪今天还好吗？来，我来接手吧。"治疗师一边和这位母亲道早安，一边熟练地从她手上接过孩子，接着便和她道别，"下午再见，祝你有愉快的一天。"然后便抱着哭泣的小男孩就往里面走。

男孩离开了母亲的怀抱，哭得更大声了。治疗师的柔声安慰起不到任何作用，最后另一位治疗师走过来说："我这里有个橡皮奶嘴，你给他吧。"治疗师立刻把橡皮奶嘴放在男孩口中，才勉强止住了孩子的哭声。

楚楚可怜的小男孩一岁多一点，刚刚开始治疗课程，所以对这里的环境及人物都非常陌生。一天下来，我只见治疗师一直像逗婴儿般在和小男孩玩耍，给他喂奶、换尿布。我满腹疑问，这么小的孩子到底能进行什么样的治疗课程，以及他如何能够在课程中得益。

初入行的我，自动地把强化行为干预中的训练与社会上的学校课程相对比，认为真正能开始学习的孩子最早也得两三岁，至少也得先能明白老师所说的道理吧？但随着我接受训练的时间增多，我才渐渐明白，孩子的一个眼神，一个单节发音，或者一个抬手的动作其实也能够成为训练目标。一些在我们眼中自然而然就懂的事情，也许在自闭症患者中是他们从小到大努力练习后的成果。

在我所教导的学生当中，像小公主这种三岁前便已经确诊和接受训练治疗的病例并不少，甚至还有学生像安迪一样在一周岁之前就已经确诊，从一个小婴儿就开始接触强化行为干预的。一旦确诊，家长便能在专业人士或社会服务机构的协助下找到相应的治疗机构，为孩子找出合适的治疗方案。比起年纪稍长才开始接受治疗的孩子，年幼的小孩由于大脑发育的原因能够大量接收新知识，也因为习惯未固定的关系更能轻易地达到训练要求。

第三章 强化行为干预指南

在强化行为干预中，有着各种有趣的教学手法。这些教学手法也许和平常家长教导孩子的方法非常相似，不外乎孩子表现良好及正确时及时奖励，或在做错时加以纠正。但比起日常家长的教导，强化行为干预更进一步为这些教导方式建立准则和系统，令不同治疗师都能够统一而有效地使用这些教学方法。

3.1　强化物与代币使用指南：爱吃的莱恩

要说到在强化行为干预中最常用的手法，使用强化物可以排在首位。强化（Reinforcement）是治疗师能使用的最强大的工具。适当使用强化物能够让孩子成功学习技能，也能渐渐让孩子脱离提示，培养独立的能力。每一天治疗师都会不断奖励学生，用零食、玩具或者口头上称赞孩子，这些全部都是使用强化物的例子。

在治疗真正开始之前，我们会先给学生做一个偏好评估——给孩子不同的玩具、零食、游戏等等，看看孩子喜欢哪些对象，然后使用这些孩子喜欢的对象作为"强化物"。

那这种强化的手法到底该怎么使用呢？以下我会以最喜欢食物的莱恩作例子。

莱恩今年十七岁，接受治疗已经十多年了。但由于智力只有两至三岁，他的学习进程比较缓慢，也只对食物和别人夸张生动的表情有反应 。莱恩最喜欢的食物是炸鸡块，所以我们便以炸鸡块和夸张的口头称赞作为莱恩的强化物。每天莱恩能够得到强化物的机会数不胜数，且不局限于在课堂上。每天早上莱恩只要能顺利地从家中抵达学校，教室中便会响起治疗师们为他"庆祝"的声音："哇！莱恩！你自己走到教室来了！好厉害！来，你可以得到一个大鸡块！"在学习新知识期间，我们会听到："莱恩！你答对了！这是你的炸鸡块！"而在学习使用洗碗机，甚至学习使用洗手间期间，莱恩也会不断得到小片小片的炸鸡块。

给莱恩的夸张式赞许以及炸鸡块，就像我们在试卷上面用红墨水笔打的勾，让患有自闭症的学生明白什么答案是对的，以及什么是老师们提出的标准。而为了提升学生的成功率以及减低他们对提示的依赖，我们会逐渐降低学生得到强化物的频率：如刚开始教导题目的时候，莱恩每一次回答正确时都能够得到一小块炸鸡，但当莱恩开始熟悉题目后，得回答正确两至三次后才会得到一块炸鸡，依此类推。

在教学中，有时候训练课程很复杂，周期也很长，此时便不能频繁并连贯地使用强化物。例如在教导莱恩刷牙时，就不能够同时给他食物；又如有些学生的强化物是去公园玩耍，但我们并不能在他每一次回答正确后都离开座位花五分钟时间去公园。所以我们会逐渐训练学生使用代币制度（Token Economy）——只要学生储够一定数目的代币，便可以得到自己选择的强化物。

这种代币制度在强化行为干预中非常普遍，几乎每一个学生都在使用。上课期间每个治疗师的身上都会带着一个色彩缤纷的代币板，每当学生保持安静，专心上课，或努力回答问题时，治疗师都会以代币做奖励："你把手放在桌子上等待，很好，给自己一个代币！""我太喜欢你那么安静地上课了，你得到了一个代币！""你真的有在好好听老师说话，做得很好，你又拿到了一个代币！"不断地强化着学生的正确行为及学习。

刚刚开始训练的学生需要经常得到强化物的鼓励，所以他们的代币板只有三个或五个代币，很容易便能够集满，如小公主艾丽斯的代币板只需五个代币，基本上十分钟便能够去礼堂玩一次。而能力较高的学生已经习惯了长时间的训练，所以他们的代币板会有十五个、二十个，甚至会用真实的金钱作为代币。而他们需要一两个小时，甚至一两天的时间去储齐整个代币板。

这样的代币制度能够让我们进行一些较为复杂的训练。如我的一个二十岁的学生，每天需要进行一次有二百三十个步骤的煮食练习。他的三十个代币板的奖励，便足以帮助他完成这至少需要一个小时的训练。而他的强化物，便是每天放学前和治疗师到学校附近买一杯他最喜爱的星巴克咖啡。

提升训练与学习时间以及得到强化物的频率等，通通都是训练学生独立能力的手法。现在我那位每天需要进行煮食训练的学生，已经能够不需任何奖励（包括代币）地完成四个每个长达一小时的煮食练习。

代币的使用，能够让治疗师及时并充足地奖励学生正确的行为及回答，并在学生完全熟悉这些技能以后，较为容易地把"奖励"移除，让他们最终能够无需依靠任何强化物也能完全独立地完成活动。

3.2　五花八门的提示方式

在学习过程中，我们总会遇到解答不了的难题，有时候需要老师或同学的一点帮助和提示。患有自闭症的孩子在学习期间，也同样会遇上很多需要别人提示的情况。由于患有自闭症的学生难以通过观察去学习，并很难根据不同的情况灵活运用学到的知识，缺乏提示的学生有时候根本难以独自解决遇到的问题。

在强化行为干预中，提示（Prompting）是一门很大的学问。治疗师能够提供的提示五花八门——有口语的（Full Verbal Prompt），半口语的（Partial Verbal Prompt），动作上的（Full Physical Prompt），半动作上的（Partial Physical Prompt），手势的（Gestural Prompt），示范的（Modeling），位置上的（Positional Prompt），文字的（Textual Prompt），听觉上的（Auditory Prompt），及视觉上的（Visual Prompt）等等。

学生在完成不同的动作时都会用得到提示，所以对于治疗师来说，其实从学生下车走到学校门口的那一刻就已经开始各种不同的提示了。

我的班上有一个学生安妮很讨厌上学，每天早上一下车，便会停在路旁，左看右看，就是不肯前进。有见于此，在校门前等待安妮的治疗师便会走到安妮身边，静静地举起手指着学校大门的方向，以手势（Gestural Prompt）来提示安妮要走到学校，于是习惯遵从指示的安妮，这才迈步走向学校。

一踏入校门，走廊上的其他治疗师都会心情雀跃地对安妮挥手打招呼："安妮甜心早安！"安妮懒洋洋地挥手响应，然后便打算直接越过面前的治疗师向教室走去。由于我们希望安妮能够多进行使用语言的练习，所以见安妮没有响应别人的问候，治疗师就会叫住安妮，待她站定后便在旁边用口语（Full Verbal Prompt）提示说："你可以说'早安'"。

到了教室，安妮快步走到自己的衣柜前，随手把书包放下并由得它掉在衣柜门前的地板上，然后便转身离开准备回自己座位。治疗师见状，赶紧再次拉住安妮，把她带到衣柜门前，伸手指了指衣柜门内侧的一堆图片（Gestural Prompt）。原来衣柜门上贴了五至六幅作为脱衣或穿衣提示的小图片（Visual Prompt）。经过长时间的训练，安妮已经能够照着图片的次序把衣物逐件脱下。看见治疗师的手势后，安妮指了指第一幅图片上的书包图案，弯腰把掉在地上的书包捡起挂好，然后把书包的图片撕了下来放好。接着安妮顺着次序指了指第二张外套的图片，便立刻脱下外套想要挂起来。但由于安妮不懂得翻开外套，将外套的帽子钩在衣架上，以致外套一直挂不上而不断掉到地上。看见安妮尝试了好几次仍然没成功，治疗师终于走上前抓住安妮的双手，手把手地翻出外套的帽子，再拿着帽子的部分把外套钩好。这种"手把手"（Hand Over Hand）的提示方式，便属于动作提示（Full Physical Prompt）的一种。

挂好衣物后安妮需要做的第一件事便是上洗手间。安妮能够独立上洗手间，所以治疗师只需要在门外等候。当安妮从洗手间出来后便会直接走向洗手盘，打开水龙头把双手放在水源下冲洗。由于是冬天，为免安妮的长衣袖在洗手时弄湿，在她打开水龙头前治疗师面向着安妮说："安妮，看。"然后便动作夸张地卷起了自己的衣袖作示范（Modeling）。安妮看见后便会有样学样地把自己两边的衣袖都卷起，才开始打开水龙头。治疗师开始为安妮计算时间，"一、二……"却见安妮在他数完"二"前，便已经关上了水龙头，完全没有要使用洗手液的打算。治疗师立刻阻止安妮离开说："你还没洗完。"然后指了指水龙头，示意安妮重新开始。安妮听从的把水龙头再次打开，治疗师又再次计时间："一、二、三……"然后在数到"五"后，拿过旁边水盘的洗手液放到安妮手边（Positional Prompt），提示她要使用洗手液洗手。安妮把洗手液挤到手中，在水源下开始搓洗，治疗师又开始数："一、二、三……"刚数到四，安妮又一次想提早关上水龙头。治疗师立刻轻轻碰了碰她的手臂（Partial Physical Prompt），提示她需要洗更久一点，"四，五。现在可以了。"安妮才把水源关上。

回到教室里，安妮的同学已经开始了训练。坐在安妮旁边的是能力较高的小胖。小胖是新来的男生，年纪很小但长得非常壮实，所以被我们戏称为小胖。小胖有很多训练独立能力旳课程，在这些课程中治疗师会尽量让小胖独自完成训练活动，所以会用到各式各样的无口语提示。

小胖有一个"跟老师打招呼"的课程，要求小胖每天早晨主动地向老师打招呼。为了让小胖不依赖治疗师的口语提示，我们为小胖制作了一张提示卡，上面清晰地写着打招呼的次序："一、依芙老师早安！二、马克老师早安！三、薇姬老师早安！四、摩根老师早安！五、_____早安！"这一张提示卡便属于文字提示（Textual Prompt）的一种。

只见小胖拿过提示卡，走到教室另一边的依芙老师身边，大声说："依芙老师早安！"

"噢，小胖早安！"依芙老师转过身问，"你好吗？"

"我很好。"小胖说完后便看了一眼提示卡，又走到马克老师身旁："马克老师早安！"

"早安，小胖！"马克老师回了一句，便站在那里看着小胖。"你好吗？"小胖见马克老师迟迟不说话，隔了一会终于问道。

"耶！小胖，我很好！"见小胖终于继续了话题，马克老师高兴地说，"谢谢你的问候，给你自己一个代币！"马克老师希望这样能够加强小胖主动问候别人的习惯。

接着小胖按着提示卡的次序，逐个向治疗师问好。"薇姬老师早安！""摩根老师早安！"然后小胖看了一眼指示卡上写着的"五、_____早安！"想了一想，过了几秒后终于决定走到门边，大声跟刚刚进入教室的治疗师打招呼："茱莉亚老师早安！"

提示卡上第五项做成空白的原因，便是我们要求小胖自己主动向一个没有写在提示卡上的治疗师打招呼，以此来训练小胖的主动性，希望小胖在未来能够完全摆脱使用提示卡或任何其他提示也能对别人主动打招呼。

除此以外，小胖还有一个特别的"跟随活动表完成活动"的课程。进行这个课程时治疗师只会在一开始的时候指示小胖开始活动，随后便不会再发出任何指示，让小胖跟随活动表独自完成活动。这个课程特别之处，在于这一个活动表其实是录在音乐播放器里的。小胖一按下播放键，播放器便会播出治疗师预录的指示，要求小胖完成如擦黑板、完成拼图等活动。

使用播放器是听觉提示（Auditory Prompt）的一种。我很少看见学生使用听觉提示，大概因为在学校环境里口语提示或文字提示会直接得多吧。

为了训练孩子的独立性，治疗师会在训练期间尽量避免使用口头提示，免得孩子变得依赖提示（Prompt dependent），所以我们上课时会更多地使用手势提示。课程主任也经常提醒我们不要不自觉地对学生说太多的话（Overtalk）。例如，在安排课程表时尝试对学生解释："我们先去厨房练习使用洗碗机，顺道去旁边的计算机室使用电子邮箱，接下来就是你的休息时间啦。"但其实学生的能力不高，根本不明白我们所说的一堆长句。因此最简单直接的方法就是使用学生的图片日程表，让学生看得见接下来的活动，而不去尝试用长句解释活动的排列原因。

工作久了，便会习惯这种以手势代替说话的提示方式。有时候带安妮前往洗手间，整个过程都只需依靠手势提示，而不需要使用话语提示。这样子两人结伴而行十分钟却会一路沉默的情形，有时候让人感觉很奇怪。社交礼仪让我们习惯性地在静默时主动带起话题，但和患有自闭症的人士进行训练，治疗师却需要放开这些社交习俗，更多的时候需要扮演一下隐形人的角色，去训练自闭症患者的独立能力。

3.3　重新引导的方法：突然活泼的杰米

　　前面提到过，孪生兄弟的妈妈曾经为了格雷的关门需要，特地买了一个玩具车房给格雷，让他使用玩具的"开始键"来代替邻居车房的开关。而对格雷撕烂故事书的行为，妈妈也让格雷随意撕破装在胶盒中的废纸，来制止他破坏图书的行为。

　　妈妈的这些应对方式，是一种重新引导——把学生不恰当的行为引导成社会适宜的行为，是强化行为干预中一个经常会用到的方式，目的是教导学生使用更为恰当的行为去代替一些我们希望减少的不恰当行为。

　　举个例子，丽莎从前喜欢把玩具扫落桌子或四处抛，但在教室里抛玩具并不是一个恰当的行为，所以便需要把这种行为引导成更适当的活动。最初单单靠阻止并不奏效，她只明白到我们不喜欢她抛玩具，所以便在我们不注意的时候偷偷地把玩具扫落到地上。每一次我都觉得好气又好笑，她明白不应该，却依然继续，所以我们便从单单的阻止，发展到想办法让她用一种更适合的方法替代这种行为去发泄。于是我和另一位治疗师便把教室里一个放满豆袋的篮子递给丽莎，并教导她怎样玩抛豆袋的游戏。结果丽莎整堂课都沉浸在抛豆袋游戏中，乐此不疲。从此以后每当丽莎想要把玩具推下桌子时，我们便会引导她玩抛豆袋的游戏，让她玩得尽兴后才继续上课。现在丽莎有了这个篮子，已经很少再抛其他玩具了。

在我与杰米进行训练的某段时间，一向温柔沉静的杰米突然产生了一系列不合作的行为，而不合作行为的先兆，便是他突如其来的高涨情绪。

比如有一天到杰米家中进行训练，我发现杰米那天变得非常活泼，上课时他突然说道："薇姬老师，男孩踢到老师，他在哭，爸爸说'不可以踢老师'。"我明白这是杰米最喜欢的有关情绪的故事，便回答说："对，我们不止不可以踢老师，更不可以踢其他人。"

杰米听到后便继续说："不可以踢人，不可以踢人。男孩在教室里哭泣，爸爸很生气，他说'不可以踢人'。"我想这大概是另一个非常相似的故事，便决定不再理会，只是提醒他："杰米，专心做练习。"

但杰米却不愿意停下来，他接着说："男孩在教室踢人，男孩在哭泣，爸爸很生气，妈妈很生气，爸爸说：'不可以这样做，不，不可以这样做。'"

"杰米，"我不太清楚杰米今天到底怎么了，于是决定让他休息一下，"去跳弹床吧，你可以去跳两分钟。"杰米立刻离开了椅子跳上远处的弹床，同时不断发出兴奋的大叫声。我将定时器设置成两分钟倒计时，趁着这个时间开始为下一个练习做准备。

"啪！"突然一个奇怪的声音引起了我的注意。接着又是"啪！"的一声。"杰米！你在干什么？"我回头一看，只见到杰米不知从哪里拿起了橡皮泥，把一大块撕开后哈哈大笑着开始到处乱抛。"啪!"这是橡皮泥击中一旁的电视屏发出的声音。

"杰米!快下来!"虽然这并不是杰米平日会做的事,但我仍然决定提前终止弹床活动。杰米顺从地离开了弹床,但在跑回座位时一路都在大笑。

"薇姬老师,男孩在踢人,爸爸很生气……"由于太过兴奋,杰米回到座位后也容易分心,更一直不断地重复已经说过的故事,并放声大笑,令课堂难以进行下去。当时我用了一系列的方法试着让杰米冷静下来,包括增加休息的次数,让他做一些独立活动,甚至他自己也很努力地进行深呼吸尝试让自己冷静下来,可是他仍然会毫无缘由地发笑,甚至会不停地用手撞击墙壁来发泄。由于杰米撞击墙壁的次数太频繁,最后我放弃了用语言去安抚他高涨的情绪,并以其他动作来转移这个可能会让他受伤的动作。

"杰米,你的眼睛在哪里?"杰米闻言碰了碰他的眼睛。

"你的耳朵在哪里?""砰!"杰米笑着又把手撞向墙壁。

"杰米!耳朵在这里。"我碰碰自己的耳朵作为示范,"现在碰碰你的耳朵。"杰米闻言也跟着我举起手碰了碰耳朵。"非常好,"我继续让杰米快速地跟随我的手部做简单的动作,"举高双手。做得好!拍拍手。很好!"在杰米的双手忙碌得不能再撞向墙壁之际,我快速抽出几张放在抽屉里的数学工作纸,把它们放到杰米面前,"现在做你的数学练习吧。"

杰米顺从地拿起铅笔开始计数。"三加七等于……"杰米开始全神贯注地数起手指,"三、四、五、六、七……"由于杰米要专心数出算式中的数字,一嘴不能二用,他没空再说那些他重复了又重复的短故事。

这些数学工作纸简直立竿见影，持续了半堂课的无端大笑声及重复了很多遍的故事都听不见了，整个地下室只剩下杰米数数字的声音。杰米终于找到一个活动能让他好好冷静一番。我们后半节的课就这样在安静的环境下完成了。

重新引导这一种方式几乎能够使用在所有的不恰当行为当中。当学生像杰米一样大闹不止或发脾气时，治疗师可以引导他使用更为恰当的语言及句子，比如说："杰米，你可以说'老师，我想告诉你一个故事。'或者'老师，我感到很生气。'"当学生出现如扔东西，自我伤害等情况时，如上文般以一些简单的动作或工作纸也能成功地重新引导学生的注意力。一些学生在生气时会咬自己的手部或手上的玩具，此时治疗师也可以引导学生使用更恰当的用具，如奶嘴之类的物品。可是假如学生的问题行为较为严重或难以引导，这些简单的引导方式有时候就不太适合了。当引导学生使用恰当的语言或用具都难以奏效时，那治疗师便需要采取其他应对方法，或者让学生独自冷静一下，再恢复训练。在应付自闭症患者的不同行为时，其实非常考验治疗师对各种行为的应变能力。我们希望能尽快地停止学生的不恰当行为，并同时让他们把这些行为用一个更为适当的方式发泄出来。

3.4 正向及尾向串联：煮牛肉卷的训练

在强化行为干预中，训练并非做完一份作业便继续下一份这么简单。虽然传统的桌上教学仍然占很大部分，但有关生活技能的多步骤训练也是治疗中很重要的一环。

简单的生活技能，如刷牙、上厕所、换衣服、使用洗衣机、煮食等等，在强化行为干预中会被拆分成一个个更小并较为容易到达的步骤。

前文提到过某些学生的煮食课程长达一小时。有一次我实在是忍受不了食物香味所带来的诱惑，便对学生的治疗师说："他每天煮的牛肉卷好像很好吃啊！每天经过厨房我都觉得很饿！"

那位治疗师说："你可以把食谱拿回家啊，很容易的！"

"但那个食谱要煮整整一个小时，还有二百多个步骤，我可不想花那么长时间做一份牛肉卷。"

"哈哈，当然不用一个小时！"治疗师笑着说，"二百多个步骤是给学生看的，你的话二十分钟便能弄好一份啦！"

实在忍受不住美食带来的诱惑，我被治疗师的话语打动了，打印了一份食谱带回家。我准备认真看一看那两百多个步骤："打开冰箱""拿出洋葱""把锅放在煮食炉上""把煮食炉调到七度"……

我被这么多的步骤弄得头昏眼花，很快就放弃了，我拿起笔把某些生硬的地方通通删掉，之后我再看这份食谱，最后剩下的，其实只有洗、切、炒和调味四大步骤，简单得很。试验了一下，也果然如那位治疗师所说，二十分钟内便完成了。从此这份食谱便上了我家的简易晚餐名单，每每忙得没有时间准备晚饭时，我便会做上一份牛肉卷。

虽然对我们来说是只有四个大步骤的食谱，但在自闭症患者眼中，这些短则数十，长则数百的步骤，是需要花费很长的时间才能逐个学会的。我们不能够要求学生同时学会好几十个步骤，在第二次练习时便煮出一份牛肉卷，同时也不希望学生经历数十次错误而产生逃避心理，于是便有了"正向串联"（Forward Chaining）这种由头开始，或"尾向串联"（Backward Chaining）这种由尾开始的训练方法。

就拿煮牛肉卷来说，整个训练的步骤包括"打开冰箱""拿出洋葱""把洋葱切成四份""把三份洋葱放回冰箱"，以及其他食材的准备和煮食前前后后的一大串步骤。要把完全不懂得怎样煮牛肉卷的学生训练成懂得这一份食谱，并成功煮出美味的牛肉卷，我们必须由最简单的"打开冰箱"及"拿出洋葱"教起。

只要学生能够打开冰箱拿出洋葱，他便能得到大量的强化鼓励，而之后的几十个步骤，都需要在治疗师的协助下一起完成。当学生能够熟悉地找到洋葱后，我们才进行下一个步骤"将洋葱切开四份"的训练，包括教导学生拿出并使用刀具，把洋葱放置在切菜板上，再准确地切成一半。同样的，只要学生能够从冰箱里拿出洋葱，再把洋葱切成四份，他便能得到治疗师的赞扬及强化物，而后面的步骤仍然由治疗师帮忙完成。在学生能够独立地拿出洋葱并切开、放好后，我们便开始训练第四个步骤、第五个步骤……

这种从头开始训练的方式，能够让学生在简单的步骤中得到强化以建立自信心，令他们更容易接受往后更为复杂的步骤。同时，由于学生在治疗师的帮助下完成了后面的步骤，他们有时候也就能够在正式训练前先了解步骤，让之后的训练变得更为容易。

而"从尾开始"的训练方法顾名思义，于此完全相反。就拿教导拼图为例，治疗师首先完成一整幅拼图，然后让学生完成最后一块。当学生把最后一块拼图拼好时，他便能得到治疗师的强化及鼓励。当学生熟悉了最后一块的拼图后，治疗师便会要求他完成最后两块，然后是最后三块、四块……直到学生能够完成整幅拼图为止。

这种"尾向串联"，或从尾开始的训练方式，同样能够让学生从最简单的步骤开始，一步一步去熟悉每一块拼图或每一个步骤，直到最后能独自完成整串步骤。

无论是正向串联或尾向串联，其目的都是为了让学生能由最简单的步骤开始，逐渐建立自信，提升能力，直到能完成所有步骤。这种训练，由最初治疗师提供完全的提示（手把手地教导使用刀具切洋葱），到慢慢地减少提示（只指向冰箱表示学生需要使用刀具），到最后完全不提供任何提示，为的便是训练学生的独立性，让学生能够在没有人监督的情况底下都能成功完成步骤，提高他们独立生活的能力。而这种由有至无或由无至有的串联训练，其实也和另一种训练学生接受能力的方法非常相似。很多自闭症学生具有特殊的感官刺激，令他们难以忍受特定对象的触感甚至存在，于是便需要由少至多，或由远及近，慢慢地提高他们的容忍限度。

　　在我和其他几位同事最初接受训练时，负责训练的课程主任便用一个跟菜花有关的故事来考验我们："我曾经为一名四岁的小男孩提供治疗，而这名小男孩极度讨厌菜花，哪怕是一小口菜花他也不吃。我们需要训练小男孩接受这种有益的食物，那你们猜一猜，我们到底是从哪一步开始的？"

　　"给男孩一丁点儿菜花？"其中一位同事举起手，比了一个小手指头大小。

　　"这进展实在太快了，我们需要往后推一下。"课程主任说。

　　另一位同事举手提议："那把菜花放到男孩的唇边，只碰一下便拿开，如果男孩不抗议的话便给他吃？"

　　"这个提议非常好，"课程主任说，"但仍然有些太快了，继续往后推一下。"

　　由于我有读过有关的案例，所以便举起手道："也许先要让男孩看见桌子上有菜花出现，然后每天把有菜花的盘子放得近一点，直到男孩可以接受盘子中出现有菜花？"

　　"对！非常好的提议！"课程主任赞同道，"那时候我们就如你所说的一样，先把菜花放到餐桌的末端。每天午餐时男孩只要能忍受把菜花在桌子末端放上几分钟，便能得到各种赞扬及强化物的鼓励。而等他能成功容忍菜花在桌子上出现后，我们便把菜花移近一点，逐渐地变成了放在小男孩的碟子旁边。然后，男孩需要接受菜花在他的碟子里出现一分钟，两分钟……到后来便如你们刚刚所提到的，要容忍我们把菜花放在他嘴唇上碰一小下。只要他能接受嘴唇触碰菜花，我们便立刻把菜花拿走，并不会立刻让他尝试把菜花放入口中。"课程主任解释道，"由让菜花出现在桌子上，直到一段时间以后男孩终于肯把菜花放到嘴边，整个过程足足花了两个多月！"

　　就如小男孩容忍菜花一样，很多其他的容忍训练及多步骤的串联训练，都需要分成一小步一小步慢慢地进行。由简单的如六至七个步骤的课程，到如上面提及过的有整整二百多个步骤的煮食训练都有。整个过程都是一个缓慢但循序渐进的训练，同时还要不断地肯定学生每一小步的成功，让他们不断地得到鼓励及赞赏以保持自信。

3.5　全天候教育

　　每天早上，治疗师们都会站在学校门外，等待家长把孩子送到校门，然后陪伴自己的学生走进教室。到九点整，家长的汽车三三两两地停在马路旁，家长下车后替自己的孩子背好书包，学生的治疗师看见自己第一课的学生后也从小路迎上去，微笑着和家长及学生打招呼。

　　我站在校门口，和其他治疗师一起等待自己的学生。几分钟后，大部分的家长都放下孩子离开了，只剩下几辆刚刚到达的车辆。此时我看着远处已经停了好几分钟的汽车，问站在旁边的治疗师："你看那辆黑色的车子，在那边停了很久了，是不是第四班的西蒙啊？"

　　治疗师顺着我指着的方向看了看："嗯，好像是，你看站在车门旁边的便是他妈妈，应该又在催促他下车呢。"

　　只见那位母亲打开了后座的车门，嘴中不断在说着什么，同时一直想把手中拿的学生的书包递到孩子手上。治疗师一直看着他们，说："你看看西蒙，根本都没有下车的意思。"

　　"可能他心里在想：今天是星期一，我才不要去上学！"我开玩笑说。其实这些场面经常发生，学生还没睡醒或者不愿意上课时，便会躲在车子里不愿意出来，然后治疗师都会打趣说学生一定知道是临近周末或周末后第一天回到学校才不愿意下车。

"噢！看！"治疗师说，"妈妈忍不住要拉他下车了。"

见西蒙丝毫没有要下车的意思，西蒙妈妈终于放弃了劝说，把书包抛回后备箱后便直接钻进车子里把西蒙拉下车。西蒙这才下了车，可接着他也只是慢吞吞地走到关上了的后备箱旁边，便又开始看着街道发呆。妈妈见状走了过去说了两句，西蒙便在妈妈的提示下慢慢地打开车厢，又看着街道发了一会儿呆，才继续在妈妈的提示下慢吞吞地拿起书包……

"噢，西蒙！"我看着西蒙那像电影里慢镜头一样的动作，忍不住说，"我都快要忍不住了，你快点啊！都要开始上课了！"

"不要急，快看！"我重新望过去，只见西蒙妈妈一手把书包重新甩回车箱，豪气万千地指着车厢，让西蒙重新回去。

旁边的治疗师说："一定是西蒙妈妈嫌西蒙动作太慢了，让他从头再做一次。"

果然待西蒙回到后座后，妈妈又让他重新下车，走到后备箱，拿起书包，并走向学校，把整个过程重新又训练了一次。我身边的治疗师们看见这一幕，都禁不住为西蒙妈妈拍手欢呼："太棒了！这才能让西蒙明白怎样做才是正确的！也只有西蒙妈妈才会这样做！"大家都称赞妈妈的做法，因为这正是治疗师平日会使用的方法——制止学生做得不够好的行为，训练他们重新做一遍正确的步骤。

在学校里我们不时见到学生特地把碗碟大力摔在桌上制造噪音，用哭泣的声音说话，特地蹦蹦跳跳地走路等不严重但却不太恰当的行为，此时治疗师便会要求学生"再试一次"，很多学生也就明白了治疗师对他们这些行为表现不满意，便会以更恰当的行为来代替。而西蒙妈妈阻止西蒙慢吞吞地下车也是同样道理，让西蒙以恰当的速度重新训练下车上学，这样做能让西蒙清楚地知道妈妈对他下车速度的要求，这种方法对一些跟西蒙一样的学生很有帮助。

接受强化行为干预的学生，有很多在学校里和在家中会展现出完全不同的行为，其中的原因很多要归根于学校和家里对学生的表现要求不同，学生在家里过于放松，无法表现出在学校时老师要求达到的水平。我的学生小胖便是其中一个很好的例子。

小胖是学校里能力较高的学生之一，只是有时候会问一些不合适的问题，或发出意义不明或不合时宜的奇怪声音。在学校里，小胖这些不合适的行为只有在紧张或烦躁的时候才会偶尔出现。但每天放学时到了妈妈面前，小胖就像忽然打开了开关一样，对妈妈大声重复令人难以明白的句子，更会趴在妈妈的肩上假装哭泣。

每次我见到小胖这种行为心里就觉得非常无奈，因为十分钟前小胖才因为当天表现安静而欢天喜地地从贩卖机买到他最喜欢的零食，根本没有难过得要哭的理由。但当我作为治疗师要求小胖停止哭泣并好好说话时，小胖的妈妈却像安慰小婴儿般温柔地安抚着"哭泣"的小胖，让小胖哭得更加卖力了。而在离学校只有半条街的回家路上，小胖更开始对妈妈作出在学校里不被允许的举动——扯妈妈的头发，大声在妈妈耳边责骂，以及甩开妈妈的手冲到路边的草地上坐下。他的这些行为我们在校门口看得一清二楚，有时真恨不得跟上去让小胖回到校门口再好好地重新走一遍。

终于有一次，课程主任在校门口与正赖在妈妈身上一边大声哭泣一边说话的小胖擦身而过。主任立刻停下来，满脸严肃地对小胖说："小胖，发生什么事了？把头抬起来，用你的句子好好说话。"小胖立刻乖乖地从妈妈的肩膀上抬起头，呆望着主任，连"哭泣"也停止了。

主任见他不说话，又继续说："小胖，告诉我到底发生什么事了？"

小胖便满脸戒备地说："没事。"

主任心中也明白，小胖的这些行为大概是想吸引妈妈的关注，但由于已经是放学时间，也只好告诫了一句，"那安静地跟妈妈回家吧"，便不再理会，而小胖便在主任的目送下，默默地忍耐着，乖乖地和妈妈离开了大家的视线。

在强化行为干预中，每一个课程的最终目的都是要训练学生的独立能力，让他们在没有帮助下自己完成力所能及的工作。治疗师往往希望能测出学生能力的极限，只有当他们无计可施的时候才会给予最低限度的提示，这样便于让学生独自去思考和解决问题。但疼爱子女的父母亲往往在孩子稍为迟疑的瞬间便立刻伸出援手，让孩子失去了思考的机会。而对待问题行为，在学校里都有一套严格的标准和对应策略。例如，学校里每一位治疗师都会以同样的方法去阻止小胖的胡言乱语，并不会一时执行一时放松，让学生产生侥幸心理。当学校对这些不恰当行为采取零容忍的时候，我们虽然不要求家长也以同样的标准来执行这些应对策略，但依然希望家长会有自己的处理方法，不能每次都有求必应，采用怀柔安抚，让学生觉得在学校以外便可以放肆。

而在课程训练中，我们经常需要家长的参与。例如，进行某些课程时，我们会邀请家长一起配合，就像小胖便有"与妈妈外出购物"以及"与家人通电话"两个课程，需要妈妈每个星期至少与治疗师一起和小胖外出两至三次，以及在上课期间给小胖打电话作为练习。

　　而当在学校里的课程完结后，我们需要把这种在学校学到的能力普及到家中，所以会经常邀请学生家长来学校观察学生的表现，以便家长在家中和学生一起训练。例如，学生在学校里能够独立地刮胡子之后，我们会邀请家长到学校观察治疗师使用的指令，学生有可能遇到的困难及解决方法，甚至镜子的摆放位置及刮刀的清洁步骤等等，我们都想一一示范，让家长能够在家中打造一个相似的环境，令学生能够在家里也展示出这些技能。

　　无论是降低学生的问题行为及不恰当行为，或者是提高学生的沟通能力及自理水平等等，都需要进行长时间不间断地训练。虽说在强化行为干预中学生每个星期都已经接受超过二十个小时或更长时间的密集式训练，但在训练以外的时间学生仍然是处于一个较为松懈的状态，这也是问题行为较为容易发生的时间。假如家长能够在训练以外的时间也坚持让学生不断练习恰当的行为及沟通方式，必然会令训练事半功倍，让学生得益。

第四章　问题行为应付手册

在为自闭症患者进行训练中，其中非常重要的一环便是要减少患者的各类问题行为，包括降低暴力行为及其他偏执性行为，让他们能够在社会中如常人般学习及生活。每一样问题行为的产生，都有其背后的目的和意义。所以想要成功地解决问题行为，首先需要明白行为的真正意义，而这也是应用行为分析中的一个重要课题。

应用行为分析把问题行为的目的分成四大类：感官刺激（Sensory），引人注意（Attention Seeking），对象（Tangible）以及逃避（Escape）。例如，上一章提到小胖大喊大叫的原因是为了引起别人注意，而其他学生不顺从的行为则是为了逃避学习——只有明确了行为的目的，才可以对症下药，找出最恰当的解决方法。

我工作的训练中心极为注重应变措施在执行时的速度及一致性。训练中心对每一位学生的每一种问题行为都制定了特别的反应措施，无论学生展现出哪种问题行为，正在为学生进行一对一训练的治疗师都需要立刻执行应变措施。治疗师需要牢记这些问题行为的定义及措施，以便在行为发生的瞬间便能判断出这个行为算不算得上是问题行为，以及需要作出什么应对。

课程主任多次语重心长地告诉我们，严格地遵守反应措施，有助于所有参与训练的治疗师统一对待问题行为，不会因为个人理解不同而在对待问题行为时产生松懈。遵守一切行为守则，有助于学生尽快改善问题行为，提升学习效果。以下会介绍几种在自闭症患者中较为常见的问题行为类别，并会讲述一些相对的应变措施。

4.1 莱恩的自我伤害行为

在患有自闭症的学生当中，其中有一部分会出现各式各样的自我伤害行为，例如，抓伤或咬伤自己，把头部撞向墙壁，把身体大力撞向硬物等等。之前提到过的莱恩，便是拥有以上好几种自我伤害行为的学生。

莱恩是无言语的学生，需要使用辅助性沟通软件来与别人对话。莱恩能力不高，也很喜欢食物和在休息时间玩耍，所以莱恩的自我伤害行为很多时候是因为得不到想要的食物或休息时间，或者被逼着进行学习而感到生气时的逃避及发泄方法。

莱恩生气时力气会变得很大，有时候会让整个教室的人都吓一跳。某天我正坐在莱恩桌子的对面，和另一位学生进行训练，嘈杂的教室中突然传来"砰"的一声，好像某个重物掉在地上了一样，刹那间整个教室都变得很安静，我也被吓了一跳。

我回过头，只见莱恩的手握成拳还留在身旁的黑板上，而他对面的治疗师则面无表情，装作毫不在意地说："莱恩，做你的练习。"

"砰！"莱恩又一拳打在黑板上。

"莱恩！"治疗师提高声量，用比刚才更加严厉的声音重复刚才的指令，"做你的练……"

"砰！"不待治疗师说完，莱恩又一次打在黑板上。

发现莱恩听不进指令，治疗师把练习留在桌上，索性转过身去背对莱恩，不再看他。

"砰！砰！砰！"莱恩不断地击打黑板，双眼一直盯着治疗师的后背，观察治疗师的反应。而治疗师却坚持不看他，继续背对着莱恩，只举起一只手指向练习簿，说："莱恩，做你的练习。"而班上其他治疗师也装作没有注意到这边的情况，如没事发生一样继续和自己的学生训练，但其实离得最近的治疗师正在暗暗地记录着莱恩击打黑板的次数。

"砰！""砰！""砰！"

只见这位治疗师又在面前的纸张上划了三下。经过好几次的测试，莱恩终于发现他不会得到治疗师的任何注意力，便开始慢慢平静下来，不久后莱恩默默地打开了练习簿，开始做练习。而在莱恩翻开练习簿的瞬间，一直背对着他的治疗师便立刻回过头来，给了莱恩一个奖励的代币。

使用这种间歇性的奖励制度，莱恩终于在数分钟后完成了练习簿，而治疗师也重新坐到椅子上，和莱恩回到训练之中。

对于莱恩来说，这些会使自己受伤的行为（或自我伤害行为）便是他语言的代替品——在学习期间生气地敲桌子，用手肘撞墙壁，通通都是莱恩表示"不想再学习了！"的方式。此时，治疗师便会立刻制止他这些自我伤害行为，并引领他做出一些需要使用双手的简单动作，让他的双手保持忙碌，不能再击打桌子或墙壁。

这是一种我们称为"中断及转移"（Interruption and

Redirection）的应对方法。一方面制止不恰当的行为（"中断"），另一方面找寻其他可以代替或分散注意力的方式（"转移"）。

同时我们也会训练莱恩使用自己的辅助性沟通软件，学习以言语代替行为来要求"休息"或零食等等。只要莱恩能够主动地提出要求，我们都会给他一点休息时间或零食作为奖励，以此来鼓励他继续使用有效的沟通方式来代替撞伤手部的行为。我们称这种训练为"功能沟通训练"（Functional Communication Training）。假如学生不愿意学习而出现发脾气、大力跺脚发泄、哭泣等行为，治疗师一般都会引导学生使用恰当的言语来代替这些明显是有所要求的问题行为。

除此以外，莱恩在非常生气或想要引人注意时会咬自己的手背来发泄。由于莱恩力度太大，常常会在手背上留下深可见血的伤痕。为了制止莱恩对自己造成伤害，我们在莱恩的脖子上挂了一个橡胶咀嚼管。每当莱恩把手或其他学习用具放进口中时，我们都会立刻引导他使用脖子上的橡胶咀嚼管。可是由于莱恩行动太快，经他使用的学习用品都留下不少嚼咬过的痕迹，以致他的学习用品几个月便需要更换。

学校里还有不少学生拥有同样的橡胶咀嚼管。每当学生把不是食物的物品放进口中时，治疗师便会立刻引导他们使用咀嚼管，同时教导他们恰当地使用手中的物品或玩具。

我跟莱恩刚开始进行训练时，莱恩频繁出现测试底线的行为——我每说出一句指令，莱恩便大力咬住自己的手背。当我引导他使用咀嚼管时，他会顺从地把咀嚼管咬住，但同时会用手肘撞一下窗户，我再说一句指令，莱恩便以更大的力度撞击窗户，不断循环。我曾被他撞向墙壁及窗户的力度吓了一大跳，甚至忍不住担心窗户会不会被他的大力撞破。但随着相处时间渐久，我渐渐拿到了控制权。如今莱恩测试底线的行为已经减少了很多，那些不时出现的敲击桌子、墙壁或窗户的行为，也会立刻地被转移到其他活动当中。

4.2 胡言乱语的小胖

提起"中断及转移"，不得不提起针对不恰当言语的"反应中断及转移"（Response Interruption and Redirection, RIRD）。患有自闭症的学生，很多时候会发出不恰当的声音，例如，无故发笑，或为了得到治疗师的关注而不断打嗝，或者会使用不恰当的句子等等。而"反应中断及转移"便曾成功地让我的一位学生大幅减少了发出不恰当声音及使用不恰当句子的行为，令我大开眼界。

小胖是学习能力很强的男生，教导的东西总是学几遍就记住了。而且，在训练过程中总是笑眯眯的，是很有阳光气息的男孩。小胖是高功能的学生，大多数时间能够用通顺的句子与别人对答。虽然如此，小胖还是有很多需要改善的问题行为。而我对小胖的问题行为印象最深的，便发生在训练初期。

我们经常会给予学生物质上或口头上的奖励，希望尽量鼓励学生的恰当行为。例如，我便常常会和小胖击掌（High Five），加上各种口头上的称赞，甚至和他双手击掌，让小胖明白答对问题或保持各种恰当的行为是很了不起的事情。小胖很喜欢和我击掌这个动作，很快便学会了主动要求和各个治疗师击掌。

训练初期的某一天，我和小胖静静地在进行训练。突然小胖问：

"薇姬老师，我可否和你握手？"我心中有些疑惑，为什么是握手而不是击掌，但仍然答应道："当然可以！"说着便把手伸了出去。

"不要！！！"班里的其他几位治疗师听到后立刻齐齐大叫了一声，吓得我的手定了在半空。

"小胖，你可以和薇姬老师击掌。"其中一位治疗师对小胖说道。"好。"小胖顺从地给了我一个五，然后又低头回到练习当中。

这时治疗师走过来悄悄在我耳边提醒说："小胖要求握手的时候不要答应他，因为他会用力抓住你的手，更会大力扯你的手指。"

"……真的吗？"我有些难以置信地问了句，然后点了点头说，"好的，我知道了。"

小胖除了一系列的问题行为外，还有时不时从口中冒出不合时宜的话语——初到学校时，小胖会突然在上课期间对治疗师作出暴力的语言威胁，并会使用从电视里学到的污言秽语。

有一次，我正在和小胖上课，小胖用认真又诚恳的表情问我："我可以扯掉你的头发吗？"令我呆立当场，既分不清他到底是不是在开玩笑，同时也完全不知道该如何回应。而随着我和小胖上课日子的越来越长，我也渐渐对他口出惊人话语的情形见怪不怪了。当他再一次问"我可以把你的眼睛闭上吗？"的时候，我已经能够处变不惊，四两拨千斤地告诉他"不可以"，让他专心上课。

对于小胖这些不合时宜的问题及话语，我们的应对措施一直不太奏效。课程主任说小胖大部分的行为（包括这些语言）都是为了引人注意。无论是正面的或负面的注意力（如阻止和责备）都会达到他引人注意的目的。直到几个星期前，课程主任终于决定转换策略，尝试使用"反应中断及转移"。

第一天使用这个策略时小胖毫不知情，还是如往常一样会打断正在进行的活动，提及一些他已经知道的事，或者问一些不适当的问题："老师，三点钟是放学时间吧？"

治疗师平静地回应说："对，三点钟放学，但还有好几个小时呢。"

过了几分钟，小胖又说："老师，三点钟是放学时间。"

这一次治疗师听罢，立刻反问道："小胖，你的衣服是什么颜色？"小胖被这突如其来又毫无关系的问题弄得不知所措——他的反应就如当初我被他问到"可以扯掉你的头发吗？"一样，呆在当场，过了好几秒他才唯唯诺诺地回答："红……红色。"

"你的学校叫什么？"治疗师不留一点空隙，继续问道。小胖还未反应过来："……××……学校。"

"你妈妈叫什么名字？"

"妮拉。"

"好了，现在回到练习。"治疗师问完三个问题后，便回到刚刚被小胖打断的活动。被问个措不及的小胖呆呆的，不懂反应，只能随着治疗师所说的去做，默默地回到活动中。

这个"反应中断及转移"的策略，重点在于学生开始发出不恰当的声音或话语时，治疗师会问三个中性的问题来打断学生不恰当的话语。由于需要回答问题，小胖原先的话语被打断，而注意力也被转移到治疗师快速抛出的三个问题上。这种方法有助于对付小胖追求注意力的动机，避免了给予反面注意力的同时又能终止小胖重复的语句。

我们从早上开始直到放学为此，每两分钟作一次纪录。在上学的这几个小时内，我们不断会听到和小胖进行训练的治疗师使用"反应中断及转移"：

"小胖，我叫什么名字？"

"拼写出'猫'这个词语。"

"这叫什么？"

"你的头发是什么颜色？"

"你妈妈叫什么名字？"

……

使用"反应中断及转移"前，小胖一天内有百分之二十至四十的时间都会出现这些不恰当的言语，而使用"反应中断及转移"两天后，小胖胡乱说话的时间快速下降到只有百分之二！这表示小胖一天之中说出一些不合时宜的说话或问题的次数寥寥可数。我和其他治疗师看着极速下降的数据，都感到不可思议！发现这个新措施如此有效，课程主任正式决定使用"反应中断及转移"。现在小胖的这一数据维持在百分之二至四之间，即每天大约五次左右，已经很少再问那些令人感到不适的问题了。

学校里还有其他很多像小胖一样的学生。某天我去另一个教室帮忙，跟一位女学生进行午餐。那个女孩不能进行正常的语言交流，整个午餐期间她都一直发出"哼哼"声。我不断提示着女孩要安静吃饭："嘘！吃饭时要安静！"

"唔……"

"嘘！安静！"

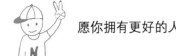

"唔……"

整整四十五分钟的午饭时间，女孩唯一不发出声响的时候，便是在咀嚼食物的数数短秒间了。那天我坐在女孩对面，尝试了不同的方法希望让女孩安静下来，由口头提示，到使用代币，及模仿动作等等，都未能成功。后来我想到了训练小胖时所使用的"反应中断及转移"，可惜的是女孩没有任何口语表达能力，更不用说要回答一些简单的中立问题了。看见"反应中断及转移"对小胖的胡言乱语如此有效，真希望也有同样有效的方法能用在没有口语能力但会发出不恰当声音的学生身上。

4.3　伊恩的袜子与尖叫行为

　　有一段时间，学校走廊上常常传来分贝极高、久不停歇的尖叫声。由于尖叫的声音持续太久，其他教室的治疗师都纷纷探出头来。

　　"你听到尖叫声了吗？"治疗师对同样探出头来的对面教室的另一个治疗师道。

　　"听到了，到底是谁啊？已经好几天都听到这样的声音了。"

　　我刚好经过，听罢便回答说："应该是一班的罗拉。我今天早上看见校长、副校长，以及几位课程主任都围在第一班的门口，神情严肃地讨论着什么。"

　　几天后我们才得悉，原来尖叫声真的是一班的罗拉发出的。罗拉是一位束着短发、胖胖的女孩子。她是无言语的学生，非常依赖平板电脑里的辅助性沟通软件来与旁人交流。我曾经去过第一班帮忙，当时便是与罗拉进行使用沟通软件的课程训练。罗拉的沟通软件非常复杂，同一页里拥有数十个图文按钮。记得当初我和罗拉进行的是看图造句的练习，当时罗拉看了一眼一个女孩在大笑的图片，便开始使用沟通软件快速翻页查找，从不同的版面里选择了"女孩""在""微手"的按钮，对沟通软件的熟悉度高得令人赞叹。

　　就是这样的一个女孩，突然从上个月开始出现频繁的不合作行为。治疗师任何一个指示都让她反感大叫。上次我在教室里帮忙和罗拉进行训练，只见她的训练板上多了一个每两分钟便会响一次的定时器。原来这是课程主任和校长们针对罗拉的尖叫行为，正在尽力建立的反应措施，其第一步便是以两分钟为单位，统计罗拉每天大概会发出多少次尖叫。几天后，我们便注意到，与罗拉进行训练的治疗师身上戴着一长一短两只绿色袜子。

某天我带着学生经过学校走廊，正好遇见罗拉和她的治疗师往一班教室走去。我低头看着自己身上的两只绿色袜子，再看看罗拉的治疗师身上一模一样的两只袜子，我们俩不禁会心一笑："你现在也要戴着袜子了啊？"

"对啊，"治疗师笑着说，"这双袜子还是从你班上伊恩那里借来的呢！"

我望望身旁的伊恩，笑着回答："希望这个措施对罗拉也有效吧。"

伊恩是我班上的一位年轻男孩，无言语的伊恩一直有着与罗拉一样的尖叫行为。伊恩并不喜欢学习，尖叫常常发生在治疗师要求他进行训练或运动期间。由于伊恩的能力不高，针对他尖叫行为的应对措施便需要简洁明了。几年前课程主任们便想出了一个方法——在尖叫发生时用长长的袜子蒙住伊恩的眼睛，屏蔽他的视觉（Visual Screen），直至他安静为止。每天收集的数据表明，这种屏蔽视觉的方法对减低伊恩的尖叫是有效的，所以这几年来治疗师一直沿用这个方法，如今更是尝试把这个方法用在罗拉身上。

我不太清楚为何最初使用袜子来进行视觉屏蔽，也许是因为它作为布条的长度刚好，也许是因为它鲜艳的颜色，或者是因为它的独特性。每个第一次把它挂在身上的治疗师都觉得很有趣，经常都会打趣，问我们是不是从家中随便找出一双旧袜子就带来使用了。我往往都要无奈地澄清："这双袜子是新买的呢，隔天便会清洗一次，比你穿了一天的这一身衣服还干净。"

前面提到伊恩拥有两只（即一双）绿色袜子，一只袜子作为屏蔽视觉（即蒙住眼睛）之用，另一只却长期出现在伊恩眼前，作为一个视觉上的提示。我们希望伊恩看着治疗师身上的袜子，便会联想到它的作用，从而减少尖叫的发生。如今经过好几年的训练，伊恩的尖叫次数已经降低了很多，声音也不像罗拉那么尖锐、强烈。由于我们希望伊恩在没有视觉的提示下都能够维持不发出尖叫，于是那一只作为提示的袜子便随着伊恩逐渐减少的尖叫次数而被我们渐渐剪短，现在终于失去了袜头的部分。

没有袜头的短袜子，治疗师难以挂在身前让伊恩一直看到。我们曾经把袜子放在桌子上，但讨厌袜子的伊恩总会把袜子扫到地上，眼不见为净。最后我们只好把只剩袜筒的袜子穿到手腕上，这样既不会被伊恩扫到地上，又能让它常常地出现在伊恩视线以内。于是每次和伊恩进行训练，治疗师需要做的第一件事都是从上一节课的治疗师手上接过这对袜子。治疗师会把短短的袜筒穿在手腕上，在学校里走来走去，这也常常让别的治疗师忍俊不禁。有时候由于没有口袋，作为屏蔽视觉的那一只长袜子会被治疗师挂在肩膀上，在冬天有时治疗师甚至会把它挂在脖子上当作围巾使用，很是好笑。

除了像伊恩般使用视觉屏蔽，其他学生也会使用较为直接的方

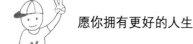

法，如失去代币（Token）的方式。还记得代币的使用吗？为了取代不方便的强化物（Reinforcer），很多学生都会拥有一个不同代币数量的代币板（Token Board）。只要储满一个代币板，学生便可以得到一早选定的强化物，如玩具、食物，或休息时间等。有时候，学生作出问题行为的代价，便是会失去代币板上的一个或多个代币。

为了分清楚问题行为与进行训练的奖励，某些学生会有两个不同的代币板，一个为上课时使用，另一个为问题行为之用。 因为问题行为而失去了代币板上的代币后，学生便有可能失去了得到强化物的机会。而这些强代物，大多是进行训练的代币板也不能够换取的，学生非常心爱的东西，例如外出购买咖啡，在零食机买零食，或是到商场逛一圈等等。学生唯有减少问题行为的发生，才能够得到这些他们喜爱东西，这也让他们更有动力乖乖上课。

4.4　伤害别人的攻击性行为

　　某些患有自闭症的学生会作出伤害别人的行为，我们称之为"攻击性行为"（Aggression）。这些攻击性行为可能只是轻轻地掐别人的手臂，又或者是对别人拳打脚踢。每一个学生的致击性行为都不相同，但都是针对别人而不是自己的侵略性行为。

　　长不大的丽莎也有这种攻击性行为。在感到愤怒时，丽莎会用力地掐治疗师的手臂，甚至狠狠咬治疗师的手来发泄。不过因为丽莎实在太过瘦弱，这些行为都不会对治疗师带来太大的伤害，最多只会在手臂上留下一排小小的牙印。与她相比，身形较为壮实的小胖的攻击性行为，则让所有治疗师都无比留心。

　　小胖刚来训练学校时，经常会说一些奇怪的话（见"胡言乱语的小胖"），眼神也很凶狠，让人不知所措。他曾经还常常要求和治疗师握手，趁机作出攻击性行为。当小胖第一次向新来的我提出握手的请求时，我不以为意的便把手递了出去。没想到教室里其他的治疗师听到后，却立刻大叫说："千万不要！"我呆了一呆，知道当中一定有原因，于是便转头对小胖说："我们还是击个掌吧。"

　　放学后班上的治疗师向我解释："小胖今天不是要求和你握手吗？他从来都不会要求和我们握手。因为我们很清楚这是他作出攻击性行为的前奏，从来都不会答应他。他会在和你握手时，大力地扯你的手指，直至你手指的关节可能会脱臼都不愿放开。"

我吓了一大跳："幸好你们今天制止了我，我以后还是只和他击掌好了。"

治疗师继续说："其实小胖现在的攻击性行为，比起他刚来时已经不算很严重了。"

"对！"另一位治疗师听见我们的对话，走过来搭话，"他最严重的一次攻击性行为，是两年前他刚来不到两个月的那一次。那天他本来好好地坐在自己的位子进行训练，突然一声不响地从椅子上站起来，整个身体向前倾，伸出手来想要抓住坐在对面的治疗师，就是现在在第四班的安妮。安妮立刻往后一躲，但小胖继续向前倾想要抓住她，最后甚至跳过桌子一直追着安妮跑。安妮吓得当即跑出了教室，我们也都吓呆了，过了一会才反应过来，合力抓住小胖，不让他逃出教室。"

一开始向我解释小胖的攻击性行为那位治疗师也开口了："对啊，那次真是太夸张，真想不到他不声不响就发起攻击，还对人穷追不舍。那件事发生后的好长一段时间里，我和小胖进行训练时都坐得远远的，真怕他突然就跳过来攻击我。"

那次攻击性行为发生后，学校立刻为小胖制定了一系列的反应措施，小胖任何的攻击性行为都要付出失去所有代币的代价。和小胖进行训练的治疗师甚至要随时随地准备一张瑜伽毯，以便小胖再次发生严重的攻击性行为时可以把他掀制在地。

在训练学校里，经常会碰上较为严重的攻击性行为。而因为有些学生的体形较大，他们的攻击性行为也可能会给治疗师带来伤害。有一天我去隔壁教室，看见教室里的治疗师正在检查身上的一条厨用围裙。她看见我，立刻向我展示她的新作品。我这才发现她身上的围裙贴上了好几层泡沫包装，一层层都集中在围裙的肚子部位。我笑着问她怎么上课还带着这样的围裙，这位治疗师不好意思地解释说："阿曼达近来出现很多攻击性行为，不断拳打脚踢的，还集中在肚子部位！这件围裙是为了保护我们的肚子，刚刚才弄出的，还不知道管不管用。"

为了保护治疗师，学校要求和特定学生进行训练的治疗师都戴上保护工具。故事里的围裙是治疗师自己的主意，而学校往往会提供更为坚固的防护。有时候我们会在走廊上看到治疗师戴着覆盖整个手臂的布手套，那是为了防止被学生咬伤；某些治疗师会在脚上穿上护膝装置，即冰上曲棍球用的那种覆盖整条小腿的硬护膝，以防学生出现问题行为时把治疗师的腿部踢得淤青。

对于这些会对别人造成伤害的攻击性行为，治疗师会执行较为严格的反应措施。除了一些较为平常如失去代币的代价，也有一些比较创新的反应措施。上面提到过有自我伤害行为的莱恩也同样有攻击性行为。虽然他的攻击性行为通常只是轻轻拍打治疗师或同学的手臂，但因为拍打这种行为带有攻击性的意义，所以每一次治疗师都会非常严厉地大声说"不！"来制止，同时会狠狠地弄破一个随身准备的气球。这是一种我们称为"厌恶性噪音"（Contingent Aversive Noise）的应对措施。由于莱恩极为讨厌噪音，治疗师便在教室四周摆放一些会发出噪音的对象，如气球、玩具喇叭等等，尝试使用这些道具发出令他非常反感的声音作为他伤害别人的代价。

　　和伊恩的袜子一样，气球对于莱恩也是作为视觉提示的一种存在，治疗师需要随时随刻都带着一个已经吹胀了的气球。当莱恩作出攻击性行为时，治疗师会同时说"不！"制止，希望在将来可以逐渐不需要气球的提示，能够只用说话（"不！"）来制止他的攻击性行为。在学校里我感觉莱恩攻击性行为的代价过大，因为他的轻拍其实比起他的自我伤害行为一点也不痛。可是当听闻莱恩在家中会出现伤害家人的行为，甚至令家人需要在假日寻求学校的协助时，我便明白对于莱恩来说，任何带有攻击意义的行为都应该被严厉禁止。

4.5　破坏对象及擅取对象行为

　　班上有位新转来的男孩子叫迪文。迪文话非常多，经常黏在治疗师的身边，翻来覆去说一样的话。迪文不能容忍治疗师的注意力不在他身上，所以有破坏对象以博取关注的问题行为。课程主任把迪文"破坏对象"的行为定义为"把对象从两尺高的地方扔到桌上或地上"。所以有时候就算迪文为了博取关注把对象提起再扔下，只要高度不超过两尺，治疗师便不需要执行反应措施。

　　迪文有一位叫彼得的训练师，这位训练师和他进行训练已有数年，迪文非常依赖这位治疗师，就连迪文转到我们班来时，学校都让彼得跟着一起转过来。在学生的午饭时间，迪文的视线一直跟着彼得走，并不断地尝试与他说话："我想要你和我坐一起。彼得，坐这里。彼得，过来和我一起坐。"

　　由于彼得同时需要顾及班上其他学生，所以拒绝了迪文的要求："迪文，你吃完午饭后，我们才可以一起坐。"

　　迪文迫不及待地回应说："好的，吃完饭，彼得坐在这里，我们一起坐。"彼得点点头，看见迪文开始把食物放到口中，便又转过头投入到照顾其他学生的工作中。迪文一看见彼得转过身，便快速地吞咽口中的食物，对着彼得的背影喊话："彼得，看着我吃饭。彼得，

117

坐这里。彼得，来一起坐。"彼得无奈地看着迪文，不知道是否应该答应迪文这个重复了好多遍的要求。

对于迪文的这种问题行为，如像在午饭时间不会使用代币的话，治疗师能够做的便是不去给予迪文任何注意力。彼得想了想，于是装作没有听见。迪文得不到想要的注意力，便离开午餐桌子，起身走到彼得跟前，并以身体挡着彼得："彼得，我在吃饭，我想要你跟我一起坐。彼得，来这里一起坐。"

彼得不想响应迪文的索求，于是转过身背对着迪文。见彼得始终不回答，迪文生气地走到自己的学习桌边，拿起桌上的几本书"砰"的一声又扔回桌上，并直直看着彼得，观察着他的反应。彼得沉默了几秒钟，大概在心中默默估算刚刚彼得扔书的高度有没有两尺，是否需要移除迪文的代币。最后彼得认为刚才彼得扔书本的高度不足两尺，算不上"破坏对象"的定义，于是他走到迪文身边，一言不发地用手指着餐桌，以手势提示迪文要回到桌子吃午餐。迪文站在彼得身边好一会儿，终于明白彼得不会响应他的话，只好悻悻然地回到餐桌，重新开始进食。

时间缓缓流逝，午饭时间快结束的时候，彼得开始指示同学们帮忙收拾教室，如帮忙抹桌子、扫地等等。此时我突然留意到应该去拿扫把的马丁还站在教室的角落里一动不动，还面带微笑，我仔细一看，原来他正拿着我放在柜顶的手机在玩！

马丁极为喜欢观看网络短片，聪明的他更知道现在大多的平板电脑、手机及音乐播放器都能够上网。因为他自己用的是旧式手机，不能上网，所以平日马丁便有擅自拿取别人的智能电器的问题行为。

马丁曾经和家人到外地旅游，在机场候机时，妈妈去咖啡店买一杯咖啡的工夫，回来就发现，马丁不知道拿着属于谁的手机在上网。妈妈赶紧把手机还给主人，并连连道歉。平时进行外出训练时，马丁也会在公交车上或者咖啡店内特地站在正在用手机的陌生人旁边，甚至会弯腰或探过头去看别人手机上的画面。

对于马丁擅取别人对象的问题行为，学校设定的应对方法并非立刻把电器取走，而是等待——先观察一下马丁会看什么样的短片，再记录下来，收集数据再去决定应该采取什么应对措施。同时治疗师并不会伸手取走马丁手上的任何东西，以防马丁出现攻击性行为。所以当我看见马丁站在柜子前拿着我的手机在玩时，我便走到旁边想看看他到底想看什么短片。

我探过头，看见马丁果然打开了手机上的浏览器，尝试输入他最常去的短片网站。怎料我的手机开启了中文输入法，只见马丁输入了"田田田"，对应英文键盘便是"ｗｗｗ"。我在旁边不禁哑然失笑，看着马丁把那几个中文字删掉，再次尝试输入英文网址，见不成功后又重新再试……不明白手机输入法为何不能使用的马丁最后只能无奈地把手机放回原处，转身拿过扫把，开始回到桌子旁打扫。我忍着笑把此事告诉了彼得及其他几位治疗师，大家都不禁放声大笑，一致认为这也许是马丁放弃使用手机最快的一次经历了。

第五章　非一般的课

　　曾经我认为，和自闭症患者进行的训练大多专注于课堂的一对一教学，和补习是同一个概念。但当我真正投身这个行业后才明白，日常生活的每一刻都能用于训练和教学，连步姿、吃饭、上洗手间等基本生活能力都能成为训练的目标。以下会跟大家分享一些有别于传统课堂教学的课，希望故事能描绘出强化行为干预在教室以外的画面。

5.1　反叛男孩："太困难了！"　"迟些才做！"

在应用行为训练中，治疗师为了训练学生的独立性，往往会使用简洁、易懂的指令，尽量减低学生对口语指令的依赖，但我其中一位学生保罗却是个例外。他能听懂别人所说的一大串句子，也明白治疗师和家长所说的道理，甚至他自己也不像普通的自闭症患者那样沉默寡言。相反，这位十多岁的男孩话异常多，能够由早上到下午连续不断地说上好几个小时，有时候真的让人很头痛。

但最让治疗师头痛的，却不是保罗的多话，而是他的不顺从。保罗对别人的指令异常反感，最经常说的话便是"这太难了！""我不想做这个！"或者是"迟些才做！"看着比我还要高出两个头的大男孩用小孩子发脾气的语气说出以上的话，有时候真会让人感到很不协调，非常怪异。

记得我最初和保罗进行训练时，就常常被他的"不想做这样"或"迟些才做"弄得不知所措。

"我们先来认图片吧！"

"我早上已经和别的老师练习过了，我不要！"

"那你想先去厨房练习使用洗碗机，还是留在教室里练习写字？"

"我想要去计算机室上网！"

　　"现在是上课时间，你要先完成练习才可以去上网喔。"

　　"我现在就要去计算机室上网！"说完保罗真的就站起来往门外走去，置看着他说走就走完全傻眼的我于不顾。

　　当时还未取得控制权的我，很多时候发出的指令都会被他无视，像上面一样看着他自己走掉的情况常常发生。当然接触久了，我才渐渐发现，这些全部都是保罗在测试新治疗师的容忍限度（Boundary Testing）。

　　走出教室后，保罗其实并没有直接往计算机室走去，而是会在离门口两三步的地方停住，等着看新老师的反应。其实保罗虽然会在口头上表示反抗，但只要治疗师表现得再强势一点，他便会不吭声地顺从。这种和保罗争夺控制权的比斗，虽然现在少了一点，但仍然每天都会在教室中发生。

　　虽然保罗的不顺从让人很烦恼，但这位十几岁的男孩似乎天生带着幽默因子。先不说他在说话时带着习惯性的说唱节奏，他喜欢热闹以及乱搭话的性格也常常让身边的治疗师忍俊不禁。

　　保罗有一个关于回答有关个人资料的课程，他需要回答一堆有关自己年龄、生日、地址等的基本问题。我们都喜欢把这种较为简单直接的课程作为上课的第一项练习，于是便出现了以下的问答：

　　我："你今年多大呀？"

　　保罗："十六。"

　　我："那你生日是几号？"

　　保罗："×月××日。"

我：“答得太好了，给我一个五！你眼睛是什么颜色？”

保罗：“黄色。”

我愣了一下，说：“你的眼睛不是黄色的，再试一次，你眼睛的颜色是？”

保罗：“红色。”

我：“你的眼睛也不是红色的……”

保罗立刻辩驳：“我刚刚眨了一下眼睛，我把它转了！”

我：“……”

类似的对答还会出现在头发的颜色，以及街上狗狗的颜色上。当听到他说一只可爱的白色狗狗是红色后，治疗师们开始怀疑保罗的视力以及他辨别颜色的能力。课程主任和家长沟通了很久，终于决定带保罗去做眼睛检查。对于这种专业的检查，保罗表现得很雀跃，眼睛检查这个话题甚至能够成功地转移保罗的不顺从。

我：“你今年多大呀？”

保罗：“我不要做这个！我想要玩计算机！”

我：“你记得你的眼睛检查吗？什么时候去？”

保罗停顿了一会儿，说：“眼睛检查？我要去见眼科医生！我的检查是下个月！”

我：“对，就在下个月！医生刚刚打电话来说需要你的个人资料呢！我们快点把数据填好给医生寄过去吧。”

保罗：“我的个人资料？要寄给医生？”

我拿出纸和笔：“对！医生首先要知道，你究竟几岁了？”

保罗：“十六。快点写下来吧，我要把它寄给医生。”

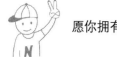

　　因为保罗容易被感兴趣的话题转移注意力，我们除了不断提起眼睛检查外，还会使用如"更新车牌上的个人资料"，"帮课程主任把信写好，带回教室去"及"替今天没上学的同学清洁碗碟"等借口，让保罗心甘情愿地进行训练，减少不顺从的情况。但这些第一次用非常有效的借口，在多用两三次后便会开始失灵。保罗开始明白，当治疗师提起眼科检查时便是要练习回答个人资料，结果最初的不顺从又重新回来了。

　　基于保罗的这种聪敏，治疗师每天都得费尽心思地寻找新借口。每当学校来了新探访者，又或者当天有什么特别的事情发生，我们就可以听到教室内会传出治疗师引导的话语："你知道今天谁来学校探访了吗？是××医生！我们赶快把数据填好给××医生送过去吧！"有一次为了在训练中加插保罗平时不太喜欢的数学练习，我旁边的治疗师更是灵机一动，对保罗说："太好了！给你自己 3+4 的奖励点吧！"其他治疗师不禁对这位治疗师举起大拇指——把学生平日反感的课程跟他最看重的奖励点数相结合，治疗师为了进行训练当真是绞尽脑汁，令人佩服！

5.2 以贴纸为奖励的上厕所训练

训练学生成功使用洗手间，也许是我成为治疗师以来见得最多的一个训练课程。几乎每一个学生在训练的某一个阶段都需要进行这一训练，以避免长大后还出现尿裤子的情况。我亲自负责过两位学生的上厕所训练，因为都是包着尿布从来没有试过使用厕所的年幼小孩，因此，遇到的小朋友忍不住而尿裤子的情况应该也不下好几十次。

其中一个由我负责训练的学生奈登，是个只有三岁的可爱男孩子。在开始训练前，我和奈登的爸爸妈妈一起做了很多准备：爸爸妈妈为奈登换上可以像裤子一样脱下又穿上的"尿布"，同时为每一堂课都准备了好几套换洗衣物，而我则帮忙把卫生间布置好，把奈登要用到的小朋友座厕圈、踏凳、玩具等都一一安置在卫生间里，更搜集了大量的贴纸，以备训练之用。

每一次上课前，我们都会请爸爸妈妈替奈登脱下尿布，只穿着内裤及外面的运动裤——如果奈登真的因为憋不住而发生"意外"（国外把小孩子的这种情况称为accident，即"意外"），那潮湿的裤子会令他感到不舒服，从而能把"意外"和不适感联系在一起，让他自觉地避免"意外"的发生。

加入了上厕所的训练课，其实和平日的课程并没有多大不同。只

125

是在四个小时的课程中，每隔四十五分钟奈登便会被带往卫生间，一边看故事书一边坐上几分钟，然后又回到客厅继续上课。这个四十五分钟上一次厕所的时间表，从第一天开始就同时延伸到课堂以外，爸爸妈妈也同样地照着这个时间表带奈登使用洗手间，务求让奈登尽快习惯使用坐厕。

在训练的第一天，我们开始特意在课堂中让奈登饮用不同的饮料，务求让奈登能够有一次或以上使用卫生间的需要。但不出所料的是，年幼的奈登憋不到上厕所的时间，便在客厅上课期间发生了"意外"。因为没有围上尿布，奈登立刻便察觉到不对劲，他低下头不知所措地看着一片狼藉的地面。

对于奈登的"意外"，我们采用的应对方式是立刻突出事件——我立刻指着地面，严肃地说："奈登，看！你发生'意外'了！"然后指示奈登到坐厕上坐着，告诉他，"这才是使用厕所！"隔了好几分钟，我们才让奈登更换衣物，并让他帮忙清洁"意外"现场。

在训练的初期，"意外"总是难以避免，并常常发生在时间表上规定的上卫生间时间的十分钟前或十分钟后，令上课的大部分时间都用在换衣服和清洁上。久而久之，奈登也习惯了身边的大人对他发生"意外"的反应，每次都会用非常夸张语气，向四周的大人指出"意外"，说："我发生'意外'了！"令人忍俊不禁。

全天候的训练很快便有了成效。习惯了每隔一小时左右便使用卫生间的奈登，开始成功地跟随时间表上厕所。每一次奈登成功地使用了洗手间，我们都会夸张地给予大量的称赞，并会给奈登他最喜欢的贴纸作为奖励，用我同事的话来说，便是"给他办个派对！"

卫生间里放着一个盒子，里面装着满满一大堆贴纸：奈登爸爸妈妈从前收藏的，他逛街时让爸爸妈妈买的，加上治疗师为了训练而特地买的，差不多塞满了整个盒子。每次奈登成功地上过厕所，他都会迫不及待地要求治疗师拿出他的奖励盒子，小心翼翼地从中挑选一至两个他喜欢的贴纸，贴在洗手池下方的海报上。把这张小小的海报贴满，似乎成为了奈登上厕所训练的最大奖励。

上厕所训练会随着环境以及学生的情况有所变化。我见过较为年幼或缺乏语言能力的孩子，会在衣服上夹一个能伸缩的夹子，夹子上有一张小小的厕所图片。每一次学生想要上洗手间，只需要拉一拉图片，治疗师便能明白他的意思，带学生去往洗手间。另外我也遇到过年纪较大但能力低的学生，治疗师会采取"过度矫正"的办法，让学生在发生"意外"后进行一些他厌恶的活动，同时让学生自己清理"意外"，让他把"意外"跟厌恶活动联系在一起。

我曾经有一个重约二百磅的成年学生，喜欢吃零食但又不喜欢运动。某次训练时学生发生"意外"，课程主任用非常严肃的语气对学生说："你应该去厕所解决！"然后让学生去用他最最讨厌的步行机，以此当作发生"意外"的"后果"。当时我刚好也在场，亲眼见证了那位学生一边大发脾气，一边无奈跑步的样子，他虽然蛮不情愿，但仍足足跑了五至十分钟，才能离开去清理"意外"及换衣服。

现在我的学生年纪都比较大，每个人都能独立使用卫生间。但是上厕所的训练仍然没有结束。有的学生需要练习上厕所前先除下皮带，有的学生需要练习上完厕所自己擦拭，有些需要训练上完厕所整理好衣物才能离开等等。

有一次放学前我带学生去上厕所，因为学生年纪较大，所以我让学生关上门后便在外面等待。刚开始洗手间静悄悄的，过了一会儿才传来细碎的声响，但没过几秒钟便突然停了。我心想，没理由这么快便上完了啊？还停得那么突兀！于是我对洗手间里的学生大喊："继续上！"我听得出来，学生提裤子的动作被我的大喊声止住了，然后我又听到他窸窸窣窣地拉下裤子。几秒过后，又传来一段细碎水声，但没过几秒钟这个声音又突然消失了。这时我终于意识到，学生大概是急于上完洗手间，好早点放学回家。于是我沉下声，说："继续！"直到第四次，才听见厕所内传来正常上厕所的声响，持续足足十数秒，之后我才不再让学生"继续"，让他离开洗手间。

　　上厕所训练本身是一个步骤很多、需要长久维持的庞大课程。年幼的学生不懂得自我控制或自我清洁，或是非常害怕冲水声，而年长的学生也需要练习擦拭，使用洗手液，女性学生甚至需要学习使用个人卫生用品。我们平日花数分钟便能完成的事，其实当中包括了很多不同的技巧和步骤。而自闭症学生这些较为私人的自理能力，其实也是治疗师或监护人逐步逐步训练出来的。

5.3　代课老师的十小时长征

　　进行强化行为干预的学生，需要一星期内至少完成二十小时的训练。有时候小朋友在周一到周五不小心错过了一堂课，但为了符合资助标准，便需要在周末"补课"。这种周末的"补课"，便是下面这个故事的背景。

　　我遇见艾米莉，便纯粹是因为补课。艾米莉有个月接连错过了训练课，最后需要在周末完成十个小时的补课。那天艾米莉的治疗师正好没有空，我便代替她接下了当天的课。由于治疗中心周末两天小朋友普遍比较多，所以周末的课主要是训练学生和其他小朋友交流玩耍。因此我最初为艾米莉的上课时间做的分配是：团体学习及玩耍、午餐、一对一学习，外加游戏、休息时间。我心想，把学习目标进行这样的分配，完成十个小时的补课应该不是问题。但是理想与现实往往有着巨大的差距。

　　那天我到了治疗中心，发现房间内空无一人，我这才后知后觉地发现，原来当天除了艾米莉，根本就没有其他小朋友来上课！整个中心就只有我和艾米莉两个人，而我准备好的团体活动需要全部取消，也就是说，我们会有整整十个小时的时间来好好培养感情！

　　对于强化训练来说，一天内进行约四小时的训练已经算得上是比较密集的训练了。这段时间足够进行大量的课程及练习，而小朋友在那么高强度的训练下也较为容易感到疲倦，更不用说艾米莉这整整十个小时的课了！最重要的是，当天只是我与艾米莉的第一次见面，我不清楚她的性格、行为、治疗范围和需要，而她也完全不知道我是谁，以及为什么要和我一起被困在这间中心一整天。但既然我已经接下了这堂代课，我自然希望好好利用今天的时间来进行一些训练。

在上课的前一晚我已经看过艾米莉的课程，不过课程开始后我还是用了不少时间去翻看她近来的纪录，还翻箱倒柜，在属于她的箱子里找出几个课程进行时可能会用到的东西。我在这边厢翻看纪录及物资，那边厢跟我完全不熟的艾米莉在干吗呢？她当然不会走过来要跟我一起玩，她只是静静地坐着，看着我忙得团团转……

训练时间能够就这样被浪费掉吗？当然不能！作为治疗师我最讨厌的其中一件事，就是让孩子在旁边等待我们慢慢准备上课物资。当然那天艾米莉是意外情况，平常我们都会确保准备好上课要用到的东西后，才邀请孩子坐好上课。小孩子没耐心，自闭症的孩子更是不能等。如果你每一个问题中间都要花十秒钟来准备，大概就因为自闭症的孩子失去耐心，专注度大大下降，而让治疗课程失败了。

我匆匆地翻看了一遍艾米莉的教学目标，便在毫无课程指引的情况下和艾米莉开始了一整天的课。和不熟悉的学生上课，通常都会由较为轻松的活动开始，这样能让学生把治疗师和愉快的活动联系在一起。我拿出卡通人物本和不同的颜色笔，却发现艾米莉对此表现得很没有耐心，只在我的提示下随便画了几笔便放下了颜色笔。见艾米莉没有兴趣，我们便转看故事书。然而我第一页还没有读完艾米莉就要翻看第二页，在完全没有留意故事内容的情况下两分钟内便翻完了整本故事书。

我想，既然较为简单的活动艾米莉不喜欢，便转做一些比较学术的，认字、串字吧。可艾米莉显然也不太喜欢这么无聊的课程，她风风火火地做完训练放下笔，前后没用5分钟。而当我尝试根据艾米莉的课程指示来进行一些她比较熟悉又与她的水平相适合的教学时，又往往因为找不到物资而不得不跳过很多的课程，结果也是以失败告终。

学术的行不通，那就离开房间一起玩吧，顺道培养一下感情。玩的时候艾米莉非常兴奋，在中心跑来跑去，尝试了不同种类的玩具。我不禁松了一口气。终于有一个项目是艾米莉能够长时间专注的了。我在旁辅助她正确使用不同玩具，并引导她尝试更多不同类别的玩具……渐渐地，终于有了上课的样子了。上午的课上了整整五小时，我们都有点累了，我心想，终于能趁午饭时间放松休息一下了，但显然没那么顺利。

我把艾米莉自带的午餐准备好，邀请她和我坐在一起。可艾米莉却拒绝吃她带来的食物，不但不愿意坐着，还开始尖叫生气。由于当时我对艾米莉不了解，我并不知道她平常吃饭的习惯或标准，在找不到原因的情况下我有些手足无措，只吃了几口午餐便开始尝试各种方法，想让艾米莉赶紧平复下来。我打开自己带来的计算机，播放着存在计算机里的儿童音乐节目，没想到这个音乐节目刚响起来，前一刻还尖叫不止的艾米莉便立刻安静下来，开始静静地守在计算机面前。

危机解除了？错。

这个电视节目有整整一个小时，在治疗课时间中我当然不可能让她坐着看一个小时的电视，这也意味着我要在艾米莉看得兴起时突然关闭她喜欢不已的电视节目。一开始我告诉艾米莉是时候可以去玩啦。可是当我一合上计算机，艾米莉的尖叫及哭闹便随之而起。任何语言的安抚都不起作用，她甚至连洗手间都不愿意上，只想要看电视！我这才想起昨，在昨晚那封附着艾米莉资料的邮件里，有一句提示是"尽量不要使用音乐播放器"……

关闭音乐节目所引致的疯狂尖叫，让我只好跟艾米莉议和，等她把节目看完便要关机开始上课。我当然不会让艾米莉看完整整一个小时的节目，于是当我重新播放时，我把节目进度调到只剩最后十分钟。我一直让艾米莉看完节目最后的谢幕片段，同时顺势在旁提醒她我们之间的"协议"。但她仍不情不愿，我只好装作无奈的样子告诉她，节目真的放完了。虽然这是不大光明的小手段，但却是当时我唯一能想到的办法了。

故事已经说得很多，之后的细节便不再一一叙述了。总而言之，到了最后，十个小时的课程是在我俩都筋疲力尽，不得不安安静静地坐在一起读故事书而结束的。送走艾米莉，打扫完空无一人的中心，准备关门时我已经是身心俱疲了，之后更是因为过度疲劳而大病了一场，从此以后我再也不敢自告奋勇接那么长的课了。

有些家长总认为训练时间越长越好，甚至想找一个治疗师来为孩子上一整天的课，可我认为没有治疗师和孩子能够在漫长的一天中一直保持注意力高度集中。

如果想跟在学校上课一样，用一整天的时间来进行行为训练，那么训练的内容一定是包括了比较轻松的活动，如社交、游戏等等。前文提到 IBI 的高强度训练，是一个星期大概二十小时，每天约三至五小时的课程。我认为这是非常合理的训练时间：用一至两个小时去完成密集式训练，半小时至一个小时进行社交和游戏，加上其他训练，这样把约二十小时的学习时间摊分在五天进行，效果绝对会比一节十小时的课更好。

5.4 伊恩的三轮车训练

伊恩大概半年前才开始跟我一起进行训练的一位年轻学生，在我以前，伊恩已经接受超过十年的训练了。伊恩是一位非语言患者，依靠平板电脑上的辅助性沟通软件和别人沟通，只能使用简短的句子来表达一些基本的需要。伊恩的能力不高，学习速度缓慢又容易忘掉学过的东西，所以即便接受了近十年的训练，他仍然在慢慢学习一些基本的生活自理能力，如刷牙、穿衣等等。

伊恩并不高大，但却在进入青春期后体重逐渐增加。加上平日运动量不多，又极其讨厌跑步等运动，结果现在伊恩的体重已经将近二百磅了！ 为了伊恩的健康着想及防止他的体重一直增加，从上个学年开始，课程主任为伊恩增加了一个"骑三轮自行车"的课程，让伊恩每个星期至少能进行数次运动。课程主任为伊恩找来一辆成人用的三轮车，在后面放着一个可装杂物的篮子，让伊恩可以骑着自行车外出购物。班级的治疗师轮流带伊恩外出骑自行车，教导他坐上高大的三轮车，使用扶手、脚踏和刹车。

伊恩不喜欢运动，当然也不太喜欢骑自行车。他总是尝试用最少的力气去推动自行车，所以伊恩骑三轮车时只会把脚踏向前踩到一半，然后往后踩回到最先的位置，再向前只踩一半，依此类推。这样骑三轮车所使的力气较少，但三轮车的速度也会很慢。由于三轮车加速后会令踩一圈脚踏的阻力变小，所以治疗师会在伊恩骑三轮车时飞快地向前走，先让伊恩把三轮车的速度提起来，之后也就能用较小的力气去踩满一圈脚踏。

某次有一位治疗师和伊恩外出骑自行车回来后，累得满头大汗，他装作要晕倒的样子道："这孩子今天真把我累坏了！平常不愿意骑自行车也就算了，但总会慢悠悠地让自行车滑行，今天却坐在三轮车上动也不动，连手也懒得放上扶手了，就坐在车上看着我，你们都不知道我费了多大的劲才让他动一动腿骑了一圈。"

此时另一位治疗师插嘴说："那他至少还留在三轮车上啊，有一次我带这孩子出去，他也是不肯动，我强逼着他向前骑的时候，他甚至'掉'下三轮车，然后赖在地上不肯起来！你们想象得到吗？又不是小孩子扭着妈妈买玩具，是一个成年人倒在地上赖着不起来啊！我只能沉得住气不上前去扶他，站在旁边指示他站起来，但是路上的行人不知道这情况啊！有一个行人以为伊恩癫痫症发作，就赶过来问要不要帮忙，差点就拨电话叫救护车了。我只好在旁边不断地说：'他没有癫痫，不用担心。这个学生有自闭症，现在只是自己不愿意起来，我们自己可以控制的。'那天的情况才叫危急啊……"

我在旁边听着这两位治疗师一来一回的谈论着伊恩骑三轮车的各种状况，让我对于带这位新学生外出骑自行车的训练产生了阴影，在第一次外出的时候，更是差不多把全班所有同事的电话都储在手机里以防万一。

在我开始接触伊恩的三轮车训练的时候，伊恩已经能够纯熟地使用他的三轮车了，可以成功地绕过障碍物，或是向左向右转弯。治疗师们为了增加伊恩的运动量，把他的目标设成为"骑三十分钟的三轮单，包括完成转弯，上下坡路，绕过障碍物，及刹停三轮车各三次"。于是，治疗师们便设定好一条特定的路线，让伊恩围着附近的几条街道走。

当日我便让伊恩坐上三轮车，而我则在前面把校门的一边打开，让伊恩直接从学校走廊骑到街上。伊恩开始向着出口往前骑，然后"砰！"的一声突然刹停——原来是自行车的角度不对，车子的后轮撞到门框上了。我只好一边用脚把门顶住，一边双手用力将三轮车往回推，帮伊恩调好手把的角度，来回数次才成功把自行车推出。

当时正值炎夏，课程还没有正式开始我就已经满头大汗了。最后伊恩终于把三轮车顺利骑出门口，我也松了一口气把门关上。可等我关上门，抬头一看，却见伊恩直接往学校外的马路方向驶去，根本没有停下来等我的意思。

我立刻提着东西快步跑上前朝着三轮车尾大喊："伊恩，停车！"可惜伊恩虽然听得懂却并不理会，继续让三轮车往前溜。正在这时从前面的横街里突然走出一个正牵着两只小狗散步的男人，但伊恩却完全没有停下的意思，而男人似乎完全没有察觉到伊恩的三轮车，径直往前走。我唯有把手中的东西往地上一扔便加速向前跑，在伊恩快要撞到男人身上时一把抓住了三轮车后的篮子，才让三轮车及时停下。此时，男人才牵着两只小狗惊讶地看着我们，我对男人致以抱歉的微笑，连忙让伊恩倒退回学校门口，反复地练习刹停三轮车。以致现在伊恩只要看见我停下，便会下意识地捏紧刹车停下来，这也算是一个成果。

　　除了"停车"之外，"上下斜坡"也是伊恩的三轮车课程里的重点目标之一。因为学校门口的道路全都是小小的斜坡，所以学会用力把三轮车骑过斜坡，是在街道上骑自行车的必学目标之一。还记得当初教导伊恩在斜坡上急停，来来回回进行练习，有时候需要在同一个斜坡上花费数分钟。我还会经常带着伊恩在学校附近的几个街口练习。

　　学校位于宁静的小区，街道宽阔却很少有车辆驶过，非常适合进行学生们的各种小区安全训练。当伊恩骑着三轮车经过一小段直路后，我会在他临近街道口时快步走向马路边的小斜坡，转过身，向往前驶来的伊恩大声道："停车！"伊恩便会立刻刹车，在我面前停下来。

　　虽然伊恩懂得抓住三轮车的刹车把手，但他往往只会抓紧刹车一秒钟，然后便立刻放手。在平地上这样的刹停也许能够让三轮车完全停下，但在带点坡度的街道上，只有一下的刹停却根本不够。所以在训练的初期，当我发出"停车"的指示后，面临的情况往往是，伊恩仅仅刹停一秒后便会放手，然后让三轮车顺着斜坡的坡度向前溜，直直向我撞过来。此时我只能够重复一遍指示："伊恩，停车！"然后在被三轮车撞上之前，提起手用蛮力把三轮车停下。好几次我都因为停不住庞大的三轮车而被车轮压到脚，却只能在心里暗暗叫疼，然后一边跳着脚一边继续进行训练。

　　虽然，每次在马路旁练习"停车"前我都已经探看清楚马路上没有任何车辆，但伊恩这样快速地放开刹车把手，还是会让三轮车有滑出马路的风险，于是我每一次都要严格地进行纠正——把伊恩和他的三轮车推回路边的斜坡上，重新在三轮车滑下斜坡时发出"停"的指示，再手把手让伊恩牢牢按着刹车把手数秒，演示正确的刹停，并告诉伊恩："这才是停下来！"几秒后才松开双手。

在伊恩成功刹停三轮车数秒后，我便领着伊恩横过马路，并从旁挡着正在等候横过马路的车辆。大多数时候伊恩都能成功地把三轮车快速骑过马路，但也有少数例外的情况。

某次我们正横过街道时，刚好有位女士领着一只可爱的小狗向我们迎面走来。我看了看小狗又回头看了看伊恩。只见伊恩正目不转睛地望着小狗，并在跟小狗和其主人擦身而过后继续回头看。伊恩的身躯随着他扭头的动作向着同一方向扭动，令三轮车也随着他的姿势偏离轨道，往街道中心驶去。我吓了一跳，大声叫道："伊恩！看着前面！"伊恩听到后，直接停止了骑行，让三轮车慢慢溜过马路，最后停了在路中间！我看着旁边耐心等候的车辆，再望望在路中间一动不动、还在继续扭头追随小狗身影的伊恩，顾不得其他人的围观，狠下心把伊恩的头转过来，对着前面，再用力把三轮车往回推，严厉地说："再来一次！"让他在车辆驶过后重新由刹停开始再试一次横过马路。

上面提到伊恩喜欢用最小的力气去推动三轮车，所以他习惯只把脚踏踩一半，等脚踏回到最初的位置后，再向前踩一半，如此重复。虽然这样所使用的力气较小，但也很难骑上斜坡。所以当他这样尝试驶上幅度较大的斜坡时，他的三轮车常常也因为力度不够而往后退，甚至滑回马路上，而当马路上车来车往时，便也会因此险象环生。这个时候我只能再次把三轮车推回马路对面的起点，让伊恩练习踩一圈脚踏加速把三轮车驶上斜坡。

在三十分钟的车程内，伊恩会经过的斜坡不下十几个。每一个斜坡都会重复刹停、驶过马路、驶上斜坡的步骤。假如伊恩在其中一个步骤失败了，那治疗师便需要重设这一个步骤，让伊恩重新练习。所以有时候，伊恩驶过斜坡的步骤会变成"刹停不成功，往回推，刹停，驶过马路，上斜坡不成功，往回推，上斜坡"，费时又费力。有时候伊恩停不住三轮车时更会碾过我的脚背。巨大的三轮车加上伊恩近二百磅的体重，所造成的伤害真的让人疼痛难忍。在夏天练习这个课程尤其辛苦，往往在骑完三轮车后，我和伊恩都累得够呛，需要休息一段时间才能有力气开始其他训练。

第三部分

训练背后：治疗师和家长

第一章　治疗师的乐与怒

　　我初次听到强化行为治疗，是在大学毕业后去某个机构面试时。当时一间小小的房间里坐满了等待面试的人，大家在无聊等待之际开始交谈起来。坐在我身旁的女生向大家介绍自己，告诉大家她上一份职业便是与自闭症患者进行训练的治疗师，并开始解释她因工受伤而需要转职的经过 。直到面试过后，我仍然对女生所描述的内容念念不忘：训练患有自闭症儿童的方法，工作上所遇到的困难和挑战……听起来充满挑战性，我感觉这就是我想要做的事！兜兜转转，数年后我总算如愿以偿，以独立者的身份加入了治疗师的大军。在工作前两年，我每天都要到不同的学生家里进行独立训练，直到最近才加入了一所训练学校，能够在同一地点为不同的学生进行训练 。

　　作为独立的治疗师，所得到的训练及资源都较少，所以自己花在教学及物资上的心思便更多。这一章节我希望能从治疗师的角度出发，向读者介绍一下自己仍然是一名独立的治疗师时所遇到的乐与怒。

1.1　身高的限制

我应该提到过，自己身材非常矮小的事实。作为亚洲女孩，我经常被外国朋友定义为"迷你""矮""瘦削"等等，甚至有老师曾经开玩笑地说"用一只沙律夹都夹得起"，这当然是对他们而言。和亚洲朋友在一起的时候，大概身边瘦小的女孩太普遍，我从来没有觉得自己短小的身材有任何不对，而且我也不会是最矮的那一个。但是在国外，作为一位经常与客人近距离接触的治疗师，150厘米的身高在工作上给我带来很大的限制。

我最早期的学生中，有一位十四岁的男孩丹尼。丹尼虽然只有十四岁，但身材魁梧，非常壮实，比我高出了不止两个头。每次站在他面前，我都有种错觉，觉得他是宫崎骏动画里的龙猫，圆圆软软，两只手都圈不住。虽然丹尼非常健硕，但性格温柔又听话，也幸亏有了和丹尼上课的经验，给了早期的我与其他年纪较大的学生进行训练的自信。

丹尼是能力较低的学生，发声也有困难，每发出一个字音就需要停顿一下，再发下一个字音。丹尼的治疗是比较死板的高强度教学——需要反复回答同样的问题，以帮助他巩固记忆。

在漫长的上课时间里丹尼从不喊闷。他不轻易提出想玩的要求，反而很努力地回答我们沉闷又重复的问题。为了增加课堂的娱乐性和运动性，我们会不时一起玩游戏机，如Wii Fit，希望他能在娱乐之中也能顺便减减体重。

丹尼很爱笑，是学习认真、性格平和的学生。在感到紧张和不快时，丹尼只会紧紧握着自己的双手，而脸上却仍然带着微笑，令人心疼又心软。在我眼中这位学生的唯一缺点，就是他吃饭的速度太快。

课堂中有一段休息小食的时间，丹尼妈妈每天都会带来一大盆他最心爱的炒饭，而丹尼却能在三分钟内把所有饭都吃光。他每一口都把嘴巴塞得满满的，并且不咀嚼便吞下去，我们迫不得已，最后只能用"答对问题吃一口"的方法来限制他吃饭的速度，同时不断地提醒他吃慢一点。而丹尼的反应呢？他一边吃饭一边大声地重复我们说的"吃慢点吃慢点"，然后在两秒钟后又再次把嘴巴塞满……

由于和毫无问题行为的丹尼这种非常愉快的上课经验，让我不久之后便毫不犹豫地接收了新的学生亨利。还记得亨利吗？就是之前章节里提到过的"资优淘气鬼"。

与丹尼相比，亨利的能力明显更高，但同时也拥有更多的问题行为。除了在上课、吃饭、散步期间会突然逃跑外，亨利还有对针对别人的问题行为。把妈妈的上衣掀开，打爸爸一巴掌，还有打人、踢人，甚至故意把橡皮筋弹进别人眼中……由于我和当时七岁的亨利身材相当，针对他的刻意逃跑和碰撞行为，我的阻止措施功效甚微，有时甚至会反被他一下撞开。

正是在和丹尼及亨利进行训练当中感受到的差别，让我明白行为治疗师在面对问题行为时也需要小心谨慎，我也深刻地体会到，当初

145

毫无经验的自己，在没有接受大量有关问题行为的训练，也没有彻底了解到亨利的行为前，就贸然接下了这个个案，结果反而阻碍了亨利的治疗进展与得益。自此，我选择接收的学生年龄基本都偏小，而六至七岁便是我个人的界线。由于独立的治疗师一般缺乏其他导师的支持，我需要预先明白新学生的身高、年龄及行为情况，避免让自己遇到身材健壮又难以控制的学生，在问题行为发生时反令自己受伤。

为了解决身高所带来的限制，在这几年间我陆续接受了不少有关问题行为的训练。经过一系列的训练我才明白，要更好地阻止问题行为，依靠的并不是治疗师在问题行为突发期间才想办法去让它停止，甚至以身体去阻挡承受，而是需要预先找出各种有效的主动和被动措施——在学生问题行为出现前主动地避免它发生，或在问题行为发生时采取安全有效的反应措施，才是对付问题行为最好的方法。

虽说我现在在较为高大的成年学生面前一如以往地显得矮小迷你，但校园里拥有强力的支持团队以及多种对付突发事件的措施，我不需要再担心阻止不了学生的问题行为了。因为在问题行为发生的那一瞬间已经有一系列的应变措施去令学生终止问题行为，直至恢复平静，而学生也需要因为作出不恰当的行为而承担后果。

1.2　圣诞老人去上班

作独立主治疗师时，由于每天都要到不同的学生家里上课，往往就会遇到各种出乎意料的状况。若是去的是整洁干净的家庭还好，如果是比较混乱的家庭，那种不穿鞋袜走在肮脏地板或地毯上的感觉，实在不是一般的难受。尤其是春天天气阴晴不定，气温开始回升，屋里的地板也都突然潮湿了起来，所以到了春天，在我带去工作的圣诞老人袋里，就会多出一双拖鞋。

作为一个独立治疗师，每天我都会带上两个工作袋：一个像石头般坚硬的长方形大手袋，以及一个洗衣袋般巨大的圣诞老人袋。为什么叫它圣诞老人袋？因为里面装的全都是工作时会用到的玩具、小手工和故事书。因为袋子太大而我太矮小的关系，圣诞老人袋显得非常醒目，每次老师和家长见到我都会说："你的袋子真的好大啊，你真的背得过来吗？"也有好多好多次，当我背着两个袋子弯着腰穿好鞋准备站起来的时候，都会因为袋子太重而重心不稳地向后倒……因为这两件随身行装经常受到注目，这一章我想介绍的便是自己作为独立治疗师带去工作的随身物品。

不知道为什么，当我一开始成为治疗师而需要随身准备一堆玩具的时候，我只想到那种如圣诞老人一样背在身上的袋子，直到后来我看见一位治疗师好像逛街回来似的，从手里拎着的袋子里拿出不同玩具，我才后知后觉地醒悟，原来是可以用那种手挽袋的。而更久以后我更是看见有治疗师直接拖着一个行李箱，所有文件、玩具及上课物资通通塞在四四方方的行李箱内，整个人看起来非常整齐又专业，我再看看自己背着的软趴趴的大袋子，当时真的下定决心要换一个更专业的造型，可惜却从来没有实现过。虽然会定时清理，但我的玩具袋里一定会有以下的这堆东西：

一、几副由四块至四十八块数量不等的拼图：拼图是我们最普遍的教学目标，几乎每一位学生都需要学习。即便不是教学目标，拼图也可以当作休息或过渡时间的活动。

二、一袋橡皮泥：大部分小朋友都喜欢玩橡皮泥，而橡皮泥的黏性也能够满足自闭症小朋友的感官需求，能够帮助渡过休息或课堂空白时间。

三、一堆文具：如为没有笔袋的小朋友准备的简单铅笔擦，给不会用铅笔的小朋友准备的粗和细的粗线笔，作为填色工具的蜡笔，白板笔、粉笔及糨糊、剪刀，等等。

四、教学卡及图片：我有各式各样的数字卡、字母卡、拼音卡等几盒不同的教学卡，全部都如纸牌般大小，非常实用。也有一袋袋用保鲜袋装好的几十张实物图片，可用来进行练习说话的教学训练，让我可以随时随地抽出几张合适的图片作为下一个教学目标。

五、几本填色薄，一叠白纸，几本阅读程度不同的儿童书籍，用于感官需要的玩具及练习肌肉的皮球，一盒纸巾，以及其他随时节更换的玩具及书本。

除了圣诞老人袋外，另一个便是又大又实用的工作手袋。这个祖母红色的牛皮袋是我先生在大学时送的，那时觉得这种袋子很老气，可是现在觉得这个袋子真是难得一见的好用！除了有很多内外格能让我把细小的工作用品分开以外，更重要的是它很硬实，就算我上班时怎样粗暴地对待它也不会磨损得太严重。而在这个工作袋里我放的是教学以外较为私人的物品。

　　一、文具：填写数据时规定了要用铅笔，而其他时候如请家长签名时便要用圆珠笔，橡皮擦与量尺是画数据时用的，而一叠便利贴则用作活页夹的整理及治疗师间的通讯。

　　二、两个在外的口袋，一边装着当作新教学目标的几袋实物图片，另一边装着一堆新保鲜袋及白卡纸以备不时之需。

　　三、一壶热茶和一瓶瓶装水，一盒零食，以及几颗喉糖：这是需要上一整天课时的必需品！

　　四、消毒洗手液：　在不太整洁的客人家里消耗量是极高的！而护手霜也会经常用到。

　　五、计算机及电源，一个装有所有要用文件的活页夹，再加上唇膏、钱包、电话及车匙，我的牛皮袋被塞得满满的，但有时候还会在里面多放一条围巾甚至一件薄毛衣。我的电脑袋其实有时候比玩具袋更重，而很多时候我都要同时背着两个袋子，刚上班的时候右肩真的痛得不得了。

　　另外，还有一些体积较大的玩具，两个包根本放不下，结果通通都放到车子的后备箱里。久而久之，我车子的后备箱里聚积了越来越多的玩具，我甚至把不常用的玩具和用品都放到车里，在每一堂课开始前才把会用到的东西放进两个工作包里。有时候想要带上新玩具，却又不得不考虑自己能不能背得过来。其实我需要认真考虑一下把圣诞老人袋换成比较正常的手提袋，甚至像课程主任一样换成一个能够拖拉的行李箱，这样既不会造成肩膀酸疼，也能显得更专业一点，至少不会像小矮人派礼物般搞笑吧。

1.3 治疗师的守则

　　每次和新的学生开始训练，或与新的机构合作，治疗师都要签署一份保密协议，承诺不把学生的个人资料泄露出去，就连治疗师之间使用电邮联系时也只会使用学生的名字简称。我们努力为客人保密，而这件事在以下两位治疗师的谈话间便可见一斑。

　　班上曾经有一位很喜欢说话的学生。他知道很多生词，但在使用完整句子上仍然有一定的障碍。他在要求得到喜欢的对象如计算机时，会一边指着计算机一边说："老师，老师，计算机，计算机，我要计算机，计算机，老师，玩计算机。"一直重复到老师响应为止。学生不断重复生词，以及他时大时小的声量是他说话的特点。这位学生在不久前离开了学校，我们还为他举行了一个小型欢送会。

　　几个星期后，班上一位治疗师突然又提起这位学生，说他"好像"参加了一个为特殊需要儿童而设的夏令营。为什么说是"好像"呢？治疗师解释说，她认识夏令营里的一位老师，某次相聚时老师向她说起夏令营的趣事，其中便提起了一位说话方式很特别的学生，他要求玩滑梯的时候会不断地说"滑梯，滑梯，玩滑梯"。治疗师一听，那不是刚刚才离开的学生的说话方式吗？加上夏令营的地点跟学生的家很接近，治疗师心中认定，这便是那位离开了的学生。但由于双方都有自己的保密规则，治疗师和老师都不能明确说出学生的名字，只能打打"擦球边"，交换一些无关痛痒的数据。

治疗师说："我从前有个学生也是这样说话，还常常要吃鸡腿。"老师听罢便说："对对对，我的这个学生也很喜欢吃鸡腿……"说到最后大家也只能够怀疑，却也不能够真正肯定，两人说的是否真的是同一人，所以治疗师回来后才对我们说学生"好像"参加了夏令营，却未能确认。

有时候学生会接受不同机构的协助或训练，例如，丽莎便由机构甲提供训练，而机构乙则代表小区不定时来进行观察。某次机构乙的工作人员来进行观察，他们在空余时间找到我，向我问及丽莎的学习环境以及她学习进度的情况。由于我知道丽莎同时在接受机构乙的服务，所以没有多想，便向机构的工作人员讲解起了丽莎的学习情况。可后来我才知道虽然机构甲和乙同时为丽莎提供服务，但作为参与训练者之一，我们是不可以把丽莎的任何讯息透露给他人的，包括机构乙的工作人员，以及丽莎幼儿园的老师等等。

经一事长一智，后来在杰米身上遇见同样情况我就能应对自如了。当时为杰米提供资助的市内机构提出观察上课的要求。在上课前我仔细询问，得悉杰米的爸爸并没有完全签妥协议，所以当日来的工作人员只可以进行观察，却不可以询问有关杰米学习的问题。当天下午工作人员到来后，我立刻向他解释他不能询问问题的规则，而工作人员听罢表示不能理解，说："假如我不能询问问题，那我今天来这观察有什么意义？"我只好坦白说，实在没办法，规则规定就是这样，在看到杰米家长完整的同意书之前我真的不能透露任何资料。结果整堂课工作人员只好静静地坐在一旁观摩，并在下一次前来观察时带上了完整的同意书。

　　遵守隐私守则，除了事关治疗师的专业操守，还能避免旁人对学生有先入为主的偏见。我们希望学生能够在不带主观标签的情况下学习及成长，让旁人把注意力都放在学生的能力及成就上。

1.4 美女搭档给我的启示

由于应用行为训练是一种较为新兴的自闭症治疗方式，在这个行业里有很多年轻又充满活力的治疗师。这个故事想要介绍的，便是其中一位与我有过几次合作，我非常敬佩的一位治疗师。

我第一次遇见这位治疗师是在第一间治疗中心刚开始进行实习的时候，那时她正在跟一位年约七八岁的男孩进行训练。记得当时那位小男孩为了独占一件在中心里很受欢迎的玩具而大发脾气，甚至和别的小朋友起了争执，气得连话都说不出来，只躺在地上大哭不止。那位美女治疗师见状，便走上前和争玩具的另一位小朋友说了几句话，然后回到小男孩身边，对他作了一番解释加劝诫，再一点一点提醒他遇到这种情况应该怎样反应，以及怎样说话。我惊奇地发现，一直在地上哭闹不止的小男孩很快就平静了下来，然后乖乖地按着治疗师的指示作出和解的举动，再之后便是一团和气皆大欢喜了。

这个片段到现在还不时清晰地浮现在我脑海中，而我也在后来加入了她的两个训练团队，从而进一步接触她的教学方法。这位漂亮的治疗师很有创意，而这一点从她每一堂课后发出的笔记便可看出。

为了引导小朋友主动开口说话，她会特地把自己的脸也贴得都是贴纸，引孩子发笑再让孩子指出她有什么不妥；她会利用整个屋子的空间进行游戏教学，会和小朋友外出买东西帮助他们认识币值；也会带上学生的兄弟姐妹到小区进行不同的活动，只为了提供更多能让小朋友开口交流的机会……

和这位治疗师合作得越久，我就越佩服她的耐心及创意。她是瑞恩的治疗师之一（见"七位数的限制：学习上的障碍"），在瑞恩不断忘记超过七位数的电话号码，或怎样都记不住超过七位数的词语时，这位治疗师尝试了各种方法来鼓励瑞恩学习，她也是第一个敏感地察觉到"七位数"这一个障碍的治疗师。

我有幸在与她合作的过程中懂得了很多教学手法，并学会了那一份耐心，在小朋友怎样都教不懂的时候提醒自己换另一种更有趣的方法再教。在和这位美女治疗师合作的两年间，我同时也学会了借鉴她的创意。任由学生发挥天马行空的幻想，构思故事，给予他们充分发挥的机会；和学生走遍整间屋子，在客厅、睡房、后花园，甚至人行道上学习，只为了提升他们的学习兴趣，不再在课堂上昏昏欲睡。

去年离开与她合作的团队前我收到她的电邮，里面满满的赞美令我有些不好意思。她在电邮中对我的创意和专业赞不绝口，但其实这些更像是我对她的评价。这两年间很多关于应用行为训练的技巧都是从她身上学来的，能与又专业又漂亮的美女治疗师合作，让我在实习期间获益良多！

近来得悉这位治疗师也已经离开了我们曾经合作过的团队。虽然不知道她的去向如何，但我仍为她未来的学生感到庆幸。她资历丰富又极有耐心，我相信其他学生一定会在她的指导下快速成长！

第二章　训练以外的配备

　　进行强化行为干预，并不只限于和学生上课教学这么简单。在每一堂课背后，每每要花上一两个小时，去做一大堆的准备工作，比如，数据统计、准备教学用具等等，由此可见强化行为干预背后的准备有多繁复。我这一章会介绍几项与强化行为干预有关而且经常会用到的工具，包括在评估学生能力时会用到的评估表格，帮助非语言学生沟通的创新应用程序，以及一些训练前后所需要作出的准备。

2.1　特殊需要的意义：伊凡的非一般待遇

刚刚成为治疗师时，我认为患有自闭症的孩子也应该和别的孩子做同样的事情，那才可以让他从观察及尝试中学习。但在往后的日子，我才逐渐明白，不能事事要求患者不断适应及遵守这个社会的规则，有时治疗师也应该帮助学生打破既定的框框，让外界的设定为患者而改变。而令我明白这一个道理的，便是在教室里永远不愿参与群组活动的伊凡。

在幼儿园上课的伊凡，每天早上都会和一大班小朋友坐在地上围成一圈，进行群体游戏或听老师说故事。而我会坐在伊凡身后，尽量降低自己的存在，让伊凡能够专注于老师的说话。

"各位同学早！"年轻的幼儿园老师笑眯眯地对围成一圈的孩子们说，"我们先来数日期。有没有人可以告诉我今天是星期几？"

"星期二！""星期一！""星期四！"坐在地板上的小朋友踊跃地举起手，一个个像是比赛举高一样把手伸得又直又长，希望得到老师的注意。而坐在我身前的伊凡则抬起眼快速地扫视了一圈，然后又垂下眼，试图在厚厚的地毯上寻找掉落的书夹、珠子等。

"伊凡！"我悄悄地拍掉伊凡想把地毯结成的毛粒放入嘴里的手，指向老师提醒道，"老师在那边！"伊凡顺着我手指的方向看了老师一眼，便想要站起来走到老师身边。

"伊凡，坐下来。"我拉住伊凡的衣角，把想要站起来的他拉回座位。看见伊凡开始在座位上扭来扭去，一副坐不定的模样，我起身走到教室的另一头，拿出一些伊凡喜欢的玩具让他可以坐着玩耍。期间来回不过数十秒，可等我回到原位，却发现本应坐着的小身影不见了。伊凡去哪了？我满腹疑问，向前一看，只见伊凡四肢并用，正在爬过面前的同学，向着老师的方向进发。

"噢，伊凡！"我大步跨过被伊凡推到两边的小朋友们，伸出双手把伊凡整个提起，"你的座位不在这里！"然后又退后两步，把伊凡放回他原先坐着的位置上。

性格独立的伊凡并不喜欢这种群体活动。他被逼回原先的位置后，又开始悄悄地用眼神扫描四周，尝试寻找突破口。

"小朋友！我们现在看故事书，今天要说的故事是：多拉的冒险。"此时老师从书架抽出一本故事书，开始逐页逐页地讲故事。"今天早上，多拉发现玩伴小靴子不见了……"伊凡一向对故事书不感兴趣，此时却把小小的身躯逐步向前移动，又一次尝试挤过同学中间。我静静地坐在后面看着，想要知道伊凡今次的目标又会是哪里。

"多拉终于找到了小靴子！原来它被困在城堡里了！'多拉，多拉，要进入城堡，你要先通过三个考验。'"老师快要讲到故事的高潮部分，而伊凡也成功地挤到了老师跟前！

"伊凡，过来。"老师见伊凡费尽心思挤到前面来，便把故事书一放，体贴地把伊凡抱在怀中。然而小伊凡却不领情，扭动着身子想要摆脱老师的怀抱。"好了伊凡，那自己好好坐着。"老师把伊凡放到地毯上，又重新打开书本继续故事。

"月光王子告诉多拉，最后的一颗水晶球挂在城堡外的树上。多拉说：'来吧，小靴子！我们要找到城堡外的树！'"当小朋友们都聚精会神地听着故事时，伊凡突然一下子弹起来，挤过老师冲向圆圈的外面。

"伊凡！"老师放下没讲完的故事书，向正为自己"重获自由"而开怀大笑的伊凡走过去，"噢，伊凡！故事还没读完，快回来！"然后伊凡又一次回到老师跟前。

每天的这个群组时间，老师都要来回奔走数次去抓逃走的伊凡，她们也常常向我们申诉，这对她们和其他小朋友都造成了不小的影响。因此，我们为伊凡制定了一个"参与组别活动"的课程，目标是要伊凡乖乖地坐在圈内而不作出扰乱秩序的行为。

幼儿园老师为了安抚伊凡，会在组别活动时让他坐在她们怀中，而年幼的伊凡似乎也很喜欢这种亲密的接触，只有坐在老师怀中才能够安稳地度过这数十分钟的活动时间。但对于治疗师而言，患有自闭症的学生更需要有关独立的训练，所以我们会尽量避免抱着伊凡上课，也想尽办法帮助他独自度过这数十分钟的活动时间。

我们尝试过以伊凡喜欢的玩具作诱饵，把玩具放在伊凡面前让他不会感到活动时间太过沉闷；也尝试过把组别活动范围的四周都以书架围起来，希望伊凡找不到逃走的缺口后便会放弃，但收效甚微。终于有一次，还没等组别活动正式开始，伊凡便一下子跑向平日在群组时间内被禁止触碰的儿童沙发上。

"今天让他坐在那里吧，他整个早上都显得非常疲倦呢。"我对着想要把沙发拿开的老师道。结果那个早上，整整二十分钟，伊凡坐在儿童沙发上，完全没有任何挣扎或意图逃走的举措，就这样舒适地看着老师和其他同学的交流。看着伊凡在沙发上完全放松的坐姿，再想想坚硬的地毯以及老师柔软的怀抱，我后知后觉地发现，也许伊凡不断逃避的并非沉闷的活动，而是让他感到不适的地板！从那天开始，我们特地让伊凡坐在不同的柔软物件上，如以上提到的儿童沙发，或是地毯上大型的枕头等等，而伊凡在组别活动逗留的时间，也比坐在地毯上的时间明显要长出许多！

当然故事并没有结束，我们很快便发现了新的问题——坐在儿童沙发上的伊凡很快便因对活动不感兴趣而不断想站起来活动身体。我们吸取了上一次的教训，进行了一系列测试，排除了伊凡因为身体不适或其他原因而不愿意坐着后，才尝试使用其他方式去慢慢加长坐着的时间。经历了好几个星期的失败后，我突然想起从前从职业治疗师那里听到的提议。当时他让家长为失眠的儿童买了一条特制的被子，额外加了一些重量。这种被子能够减少孩子在被窝中转动，成功地让某些孩子更容易入睡。我借鉴了这位治疗师的办法，找来了大型的豆袋垫子。能够坐三四个小孩子的垫子被我放在伊凡的膝部，在增加舒适感之余也让他难以站起来。果然伊凡对这个新玩意爱不释手，再也没有像以前那样，经常想站起来四处走动了。

由于自闭症患者的先天不足，让他们对外界的刺激感官较为敏感，学习时专注力也容易下降。而与不同学生的接触，也让我明白，不能永远要求患者去适应这个社会的规则。虽然有时候会较为引人注目，但在没有其他办法能改善问题时，改变环境便会成为唯一的对策。例如，我曾经见过某一学生经常带着颜色鲜艳的重工业用耳机，非常突出。但也正是这样显眼的耳机，常常提醒我这些在旁人眼中的特殊物品，却是患者用以将感官功能提升或降低到正常水平的辅助，就如这些学生需要带着这种耳机来减低环境中的噪音，让对声音过分敏感的双耳得以平复；也如伊凡能够在其他小朋友坐地板的时候舒适地坐着沙发，这是因为他需要这种辅助去减轻地板对皮肤的刺激。

　　成为一名治疗师后，我常常为学生专注力不足的问题寻找解决办法，却往往被主流的规则所限制，未曾想过为学生加入其他小朋友没有的东西。经过一段时间的工作后，我终于不再拘泥于学生是否拥有别人没有的待遇，而是转为思考，改变行为本身，或改变环境哪一项会更为有效地帮助学生成功达到学习目标。教导患有自闭症的学生，除了要训练他们的独立能力外，更重要的是要对症下药，找出他们不足的地方加以协助，才能令他们的生活更成功。

2.2 沟通新方法：用 iPAD 对话

科技日新月异，平板电脑引领潮流的时候，各种应用程序也不断推陈出新。这种科技发展，也为患有自闭症的患者提供了便利。

之前介绍过丽莎（见"长不大的女孩：对孩子的标准与期望"），提到过她不能使用语言沟通。曾经我们也为她加入了训练语言的课程，由简单的发音开始逐个音进行训练，而她也能成功地模仿较为简单的三个音节。丽莎在练习发音上非常努力，例如在练习新音节时，虽然不能正确地读出音节，却会以熟悉的单音（如"唔"音）来把音节哼出来。我们曾经尝试让丽莎模仿读出"i-Pad"两个音节，而她也能立刻以"唔—唔"两声把这个生字的音调哼出。但无论我们再怎么努力，丽莎也不能正确地发出第四个单音。所以我们在进行训练大约半年后终止了语言的课程，改为练习使用平板电脑上特别为无言语人士所研发的沟通软件。

这种平板电脑上的沟通软件是扩大性及替代性沟通的其中一种。扩大性及替代性沟通（Augmentative and Alternative Communication，AAC），顾名思义，便是一种用以替代口语或写字的沟通方式。这一类沟通方法从前以图片、单字卡等方式存在，而近几年由于平板电脑的兴起，软件开发公司推出了相应的扩大性及替代性沟通应用程序，为无言语人士提供了极大的便利。

　　为了给手指不方便活动或不能流畅地打字的人士（包括不识字如年纪较少的学生）提供方便，这类软件都是图文并茂，每一个按钮都有一幅简单的图画，图画下面再写上对应的词语。使用者只需要按下几幅不同的图片，便可以砌出一句有意思的句子。例如，想表达"我要苹果"的话，便可以分别按在"我""要"和"苹果"三幅图片上，然后软件便会连贯地读出由这几个词语组成的句子。从主页开始，所有日常生活会使用到的词语或句字都会依类划分在不同的活页夹下，而活页夹会再细分成不同的活页夹，里面有几个到几十个词语或生字，方便使用者能选出恰当的词语。

　　这类软件内储几十万种图文可供选择，并且程序一开始就已经有设定好了的分类妥当的活页夹，代表使用者在初次使用的时候不需要作出任何更新或改动便可以实时组成句子。但对我的学生而言，由于他们年纪较少以及认智能力较低，我们选择的做法是清空这个软件本身拥有的几百个分类活页夹，从头开始为学生量身打造，加入他们会用到的活页夹及词语。

　　丽莎的沟通软件，是我一个人一点一点为她逐个加入的。由于她不识字，每一个活页夹及按钮都需要配有一张她熟悉的图片，所以我们并没有使用软件内置的图片，而是为每一个按钮都单独拍一张照片再加入到软件当中。一开始我们使用这个软件是为了让丽莎能够就她的需要与我们进行沟通，如食物、喝水、身体不舒服、需要使用洗手间等等。后来我们发现她的沟通能力极高，便尝试加入更多有关学习的按钮，才真真正正地发现了她的潜能。

163

拥有这个沟通软件后，丽莎向我们展现出她一直知道却无法表达的知识：她知道许多物品的名称，记得身边熟悉的人物，也能清楚地数出数字和字母等等。而使用软件来告诉我们她的需要时也极有条理，她能够在软件上使用我们加入的为数不多的图文按钮表达出她真正的需求。

有一次在户外玩耍时我想趁机教丽莎骑三轮车，于是便在草坪上找来一辆无人使用的儿童三轮车，向丽莎招手道："丽莎！来骑三轮车吧！"丽莎蹬蹬几下跑了过来，迫不及待地坐了上去。正当我要上前帮丽莎把脚放在脚踏上时，丽莎却从三轮车座位上站了起来。

"丽莎，坐到三轮车上去啊？"我看着丽莎指示道。丽莎却从我手中拿过她的平板电脑，按了几下便进入了沟通软件上的"对比"这个教学活页夹。我看着丽莎，明白她是想对我说话。

"丽莎，你想要什么？"丽莎看了一下我，在一众如"快／慢"，"空／满"，"大／小"，"光／暗"等图文按钮中不断地按着"大"这个形容词。我一边尝试去理解丽莎想表达的意思，一边看着她的沟通软件问："大的什么？"丽莎大概也知道我并不明白她的意思，于是又拿过平板电脑，退出了"对比"这一个活页夹，转到"名词"活页夹中。"车。"丽莎按了一下文件里唯一一个车子按钮，一边指着身旁的三轮车。"大的……车？大的三轮车？噢，丽莎！你是想要大的那种三轮车吗？"我突然领悟过来，惊喜地问。草坪上有好几辆儿童三轮车，可因为其他的都有人正在用，而小的这一辆也比较适合丽莎小小的身躯，所以我才为她选择了这一辆稍为迷你的三轮车的。听到我的询问，丽莎大力地点了点头。

我真想不到丽莎能够用这么有限的词汇向我表达她的意思。这表示了丽莎真的非常熟悉自己的沟通软件，同时也拥有"三轮车与汽车是同类"这个概念，实在令我感到吃惊。我立刻大力夸奖了努力使用沟通软件的丽莎，并让她自己在草坪上选择一辆她想乘坐的三轮车。而当天小息时间过后我也立刻为丽莎加上如"我想要另一个"及"我不想要这一个"等能让她恰当应付类似情况的图文按钮。

　　这类需要使用意思相近的词语来进行表达的例子数不胜数，丽莎小小的脑袋里好像装着无数的意见和需求，让我们每天都能为她的沟通软件加入新词句。两年多来我们多次为丽莎的聪明折服，也深深地感受到虽然丽莎不能开口说话，但她的认知，她的需求及表达能力其实并不比其他小朋友低。

　　市场上有很多同类的沟通软件，大多数都以图文按钮为主，辅以键盘及其他功能。这类软件普遍都能按个人需要加入不同的活页夹及按钮，配以自选或内储的图片，可自己加入文字。这些沟通软件能够在手机及平板电脑上的应用程序商店中找到，价格由零至几百元美元不等。我所接触的学生基本上都使用同一个二百美元左右的软件，但我也尝试过其他免费的沟通软件，感觉除了外观设计及内储图片有所不同外，其他部分并无太大分别。在北美，平板电脑上的扩大性及替代性沟通软件在自闭症学童中已经变得很普遍，希望国内也能有相似的软件，为无言语的使用者提供方便。

2.3 智能电器与学生的独立能力训练

说起智能电器，训练学校里的孩子几乎人手一部。很多孩子如上面所说，使用平板电脑内的辅助性沟通软件来与别人交流。但除了辅助性沟通软件外，平板电脑以及智能电话，对训练自闭症患者的独立能力也贡献良多。

训练学校里很多较为年长，能够识字的学生都会使用一个日程表软件。和图片日程表会有每一项活动的图片一样，这个日程表软件文字清楚地列明了每一项活动，学生在完成活动后更可以轻触活动栏打勾，并让完成了的活动自动移到日程表最下方。

小胖便是其中一个会使用此类日程表的学生。每堂课开始前，治疗师总会和小胖商量这堂课应该进行什么课程。小胖会自己打开日程表，选择课堂时间，并把商议好的活动逐个输入到日程表中。小胖非常喜欢这个日程软件，每个活动完成后他都会立刻在日程表上打勾，然后兴致勃勃地查看下一项活动，再主动把活动所需要的物资放到桌子。

同一班的马丁也有类似的日程表，而且更长，更为复杂。马丁所有能够独立完成的课程训练，都存在平板电脑的日程表内。例如，马丁有煮食训练，他的每一个食谱便被治疗师存在了日程表中。打开日程表，马丁会独自把食谱内的几百个步骤逐个完成，由拿出煮食器具，从冰箱找出食物材料，直到最后清洗器具，因为有日程表的帮助，马丁完全不需要治疗师的指示，就能独立完成这个课程。

除了文字日程表外，另外还有一个叫作"先，后"的图片日程表。莱恩的平板电脑内便有一个关于准备午餐的图片日程表。每到午饭时间，治疗师便会跟莱恩说："好了，莱恩，现在是午饭时间，跟随你的日程表做吧。"莱恩听到后便会熟练地打开写着"午餐"的日程表，跟随着第一幅图片去拿餐垫，回来把餐垫放下后，滑到日程表的下一张图片，然后跟随第二张图片去拿餐具，回到桌子把刀叉放好后，又再滑到下一张图片，跟随第三张图片去拿饭盒，以此类推。

由于效果很好，治疗师现在也开始教导同一班的伊恩使用类似的图片日程表。不同的是，治疗师只是在伊恩的平板电脑内建立了一个"准备午餐"的相册。比起特地下载一个"先，后"软件，直接在平板电脑上建立相册更为快捷方便。使用此类图片日程表省去了以前需要为每个对象拍照、上传到计算机、打印、剪辑及制作图片活页夹的麻烦，大大提升了图片日程表的便利性及使用度，也更为容易修改。

除了相册以外，平板电脑内的摄影功能也能够辅助学生进行训练。例如，莱恩的录像活页夹内，便有治疗师预先录下的刮胡子片段。我们会带领莱恩到学校洗手间，把平板电脑放好，然后对莱恩说："莱恩，刮胡子了。"然后莱恩便会点击录像的播放功能，让录像中的治疗师提供其余过程的指令："莱恩，拿出你的电动刮刀。"莱恩听罢，便在旁边的洗面袋中拿出自己的电动刮刀。"莱恩，右边脸，一，二，三，四，五；转到左边，一，二，三，四，五……"莱恩跟随着录像内的治疗师拿起电动剃刀，再跟着影片将剃刀滑过脸上的不同部位，独自完成整个剃须过程。

这些录像成为了一种视觉提示，让学生能够不需要治疗师在身边就能够独自进行一些如洗面、刷牙等自理活动。

平板电脑内的一些儿童学习软件也提高了自闭症儿童学习的兴趣。丽莎刚开始学习临摹线条时，因为不懂得执笔的缘故进展缓慢，到后来更是对练习写字非常反感，总是逃避练习或希望快快完成练习。随后我找到了一个学习写字的软件安装到丽莎的平板电脑上。有了音乐及特技效果，丽莎对这个练习表现出极大的兴趣。她只要用手指临摹，屏幕上就会弹起色彩缤纷的星星，简单直接地表示临摹是不是贴近例范。而因为只需要使用手指，丽莎临摹线条及字母时也变得更容易成功。在使用软件和纸笔的双重教学下，没过多久，丽莎临摹线条的水平就大有进步。在父亲节当日我更让丽莎临摹着我写的祝福字句，让丽莎给爸爸亲手"写"了一张父亲节卡，令爸爸极为惊喜及感动。

平板电脑及智能电话除了教学，内存的其他游戏软件也成为学生们进行独立活动的目标。很多学生现在也有类似"独自使用短片软件"，"独自玩计算机游戏十分钟"等目标。这些教学目标的设立，是为了让学生能够在家长忙碌的时候自己坐在一旁打发时间，让家长能够有片刻的空闲完成手上的家务或工作。现在智能电器的发展，带给了自闭症患者及其他特殊需要学童无限的可能。因为智能软件，学生们能够更加方便及快速地提高独立能力，更能与别人进行有声的交流。看见智能软件所带来的进步，让人不禁期待未来有更多能够帮助自闭症患者的软件的研发与推广。

2.4　被搬空的教室：环境的改变

由于应用行为分析的训练要求一对一的教学，学校会将某些教室特地划分为好几个小房间，学生们一人一个小房间，让大家有足够的个人空间进行不同的活动。

某天我有事去隔壁教室，一走进教室映入眼帘的便是一条狭窄的小走廊，对面并排着三个小房间。第一个作为午饭及活动室，第二个由班中的三位学生平分，我要找的老师在第三个房间，于是我便直接往走廊的尽头走去。我一走到房间门口探头一看，只见房间里空空荡荡，一件家具都没有，只有我要找的老师和一位学生静静地坐在地上一起玩。

我呆望着那位老师问："这里怎么了？原来的东西呢？"

老师看着我无奈地说："都搬走了啊！"然后起来走到我身旁悄声地说，"因为斯蒂芬妮喜欢扔东西嘛！其他问题行为近几天也增加了，每次都把身边的东西全部踢倒，扫落一地，前些天还直接翻桌子和推倒了书架，课程主任叫我们把东西先放到其他地方去。"

我看着空无一物的房间，记得几天前角落里还放着一部台式计算机，那是这间房间的主人斯蒂芬妮最喜欢的位置。另一边有她的学习桌椅，和几个大大小小用来装训练物资的柜子，加上常常散落一地的玩具，斯蒂芬妮的房间本是挤得满满的，现在却只剩四面墙，和灰溜溜的硬地毯。

有时候为了应付行为问题，我们会对学生的环境作出一些改变，去减少问题行为所带来的影响。除了像斯蒂芬妮这样房间被清空外，还可以对现有的家具及物品作出改动。

平常学生总有自己的桌子和椅子，方便进行一对一训练之用。但治疗师在排列桌椅时，都会小心地把学生的位置安排在角落或靠墙的地方，而治疗师总是坐在靠近门口的位置。比如，我的班上其中一位有问题行为的学生，奥斯卡，他的位置便被安排了在离教室门口最远的一个角落里。桌子横放在奥斯卡与老师的中间，奥斯卡靠窗而坐，而老师坐在对面，右手边是黑板，左手边是柜子。窗户、黑板、桌子和矮柜像四面墙包围着奥斯卡，只留下桌子与书柜间狭窄的通道供他走动。

最初我看见奥斯卡被挤得都快贴住窗了，不禁问班里的治疗师："他怎么每次都坐那么后呀？这样不会有压迫感吗？还有他这个位置那么暗，我们不可以把他移到教室另一边吗？刚好那边有空位，空间也多一点。"

同事听到后说："不不不，我们不会调动他的位置的。奥斯卡这个位置是特地这样安排的，这样的排列让问题行为一发生便能够牵制住他的行动，我们甚至会把那唯一的小通道都给挡住，不让他伤害到别人。"

其后不久我果然碰上了治疗师口中提及的情况。

那天奥斯卡明显地显得非常烦躁，甚至想跳起来抓住治疗师。治疗师立刻退了几米，迅速拉过身后的一把椅子堵住了桌子和书柜间的通道，更是把桌子向奥斯卡的方向推去，让奥斯卡背部基本上贴着窗口坐着，在他平静下来前不让他站起来。同时治疗师也提醒班上其他同事，让他们有足够的时间带着各自的学生走开。

除了把现有的家具作出一番移动外，有时候治疗师也会非常创新地运用各类家具。像前面提到的亨利（见"资优淘气鬼：找出问题的原因"），一开始是在家中的客厅进行训练。客厅中的咖啡桌便是我们平常进行训练的地方，两边是沙发和电视，客厅中还有一部台式计算机，这让亨利容易分心，在训练期间经常跳到沙发上，又或者跑到计算机前不愿离开。

为了让亨利更专心，我们和家长商量后，便把训练的地点搬到了还未装修完成、空荡荡的地下室中。在陌生的地下室里亨利经常想要离开桌子回到客厅，在被制止后便会大发脾气，对治疗师又推又撞。

某天我来到亨利家中，却发现在地下室的桌子旁耸立着一张横放的床褥。我当时并没有理会，几天后当我遇到亨利的另一位治疗师时才向她提及这事。治疗师听到后便说："噢！那床褥是我放在那里的！我问亨利家人有没有不用的毛巾和枕头，怎料他们直接放了一张床褥！"

我感到好奇，便问："你要毛巾和枕头干吗？"

治疗师立刻夸张地说："因为他常常发脾气啊！生气的时候又推又撞，我不想他推撞到我身上，但又不希望他一拳打在墙上，所以便想着把一些软的东西放在墙上，让他有地方发泄嘛。"

我觉得这主意很是新奇，便问道："那你试过了吗？有没有效？"

　　"有呀！"治疗师说，"那天我让他做练习，他看起来非常焦虑，我觉得他快要跳起来打人了，于是立刻叫他打床褥，当作体操练习。我还陪他一起'伸展'！每次他一生气我就让他用墙上的床褥做运动，从此他倒是没怎么再推撞我了呢。"

　　我曾经去过很多家庭进行训练，也参与过好几个学生的训练房间设置。除了为防止问题行为而作出的一些设置外，进行训练的环境也需要保持宁静，让学生能够专心进行学习。家中能够让学生进行训练的地点很多，学生的房间、客厅、地下室，或父母的房间皆可。

　　选好进行训练的地点后，用作训练的桌椅便是第二重要的一项准备了。有很多家长把家中不用的桌椅放到训练室内，我也赞同这是一个循环使用资源的好方法，但准备桌椅时却要留心，桌椅是否适合学生上课使用。四妹妹（见"油腻腻的女孩：团结又混乱的家"）的母亲曾经把一个连我都坐不下的庞大咖啡椅搬到训练室，结果身形瘦小的四妹妹常常缩在椅子一角逃避学习；也有学生家长让孩子继续使用儿时的小桌椅，却没注意到孩子已经长大了，那种小桌椅根本不利于长时间挺着腰背学习。

　　用作训练的地点，需要放置有抽屉柜或书架，以摆放训练所用的物资。我曾经在一个堪称漂亮整洁模范的家庭进行训练，看着屋主两个年幼可爱的孩子，可我环顾大厅，却怎样也找不到玩具或故事书的痕迹，更别说其他可以用作训练的物资，最后还是妈妈从两张形成九十度角的沙发之间捧出了一箱小小的玩具，我才恍然大悟：原来东西收藏得那么深！

为了方便训练，我会特地把桌椅搬到有书架的地方，这样才能够整理不同课程及不同目标所需要的物资，并且也能轻易地够得着，省下了特地走到架子旁寻找物资、让小孩子等待的时间。

对于较为好动的孩子，我们会建议家长在训练室放一个小型弹床。大部分的小朋友都喜欢跳弹床，这样他们不用在狭小的房间跑动也能够发泄部分精力。孪生兄弟的妈妈（见"孪生兄弟与超级妈妈：创作力、容忍力与无私的爱"）便把家里的整个地下室都改造成俩兄弟的训练室。他们家的地下室很大，里面除了放着一张格雷很喜欢躺在上面看书的沙发外，中央更是放置了一个大型玩具城堡。兄弟俩最喜欢在这个城堡玩耍，克拉克喜欢爬上去滑滑梯，格雷则喜欢爬进城堡的底层——那里四面都被围住，妈妈在那放置了他心爱的公仔玩具，格雷喜欢躺在这些毛茸茸的公仔上面看故事书或玩平板电脑，在那个小小的空间里他感到特别安心。为了让好动的俩兄弟尽情活动，爸爸妈妈更是在地下室的角落里安装了一条粗绳索，让他们可以爬到天花板；甚至还在大厅里安装了一个倒吊的秋千，孪生兄弟也很喜欢窝在秋千里玩游戏。

当然并不是所有的家长都有能力能为孩子在家里设置城堡和安装秋千，但维持一个宁静整洁的上课环境，及准备适合孩子使用的桌椅，却是提高孩子专注力的要点。

2.5 自闭症评估表格：初中期评估

教室里的一张桌子上，近日被治疗师堆满物件。文具盒、耳机、玩具、光盘机、手套、粉笔刷等堆得像一座小山一样，我看着桌子上的这一大堆物件，忍不住拉住像蚂蚁搬家一样忙个不停的治疗师，询问他到底在做什么。

"又是时候要替学生做评估了嘛！"治疗师说，"这还只是评估单词能力呢，这次评估需要让学生说出一百个单词，光这个桌子还放不下呢。"我想想隔壁教室中已经在进行第二天评估的另一位学生，以及她桌子上堆积如山的对象，点点头表示赞同："确实还差好多呢。我替你拿其他要用到的东西吧，还有好几十页要完成呢。"

我所在的地区，学生一旦确定患有自闭症并决定接受应用行为治疗，我们便会为他们当前的能力程度进行一个详细的评估，从而设定学生需要学习的各项课程，也会在经过一段时间的训练后再给学生做一次评估，看看学生的能力与上一次评估相比有没有进步。而在这些评估过程中，有两个被广泛使用的评估手册，一个为 ABLLS-r（The Assessment of Basic Language and Learning Skills - revised，基本言语及学习能力评估—修订），另一个为VB-MAPP（The Verbal Behavior Milestones Assessment and Placement

Program，语言行为里程碑评估及安置程序）。由于我认识的学生大都是采用ABLLS-r来决定教学课程，因此我对这个评估手册较为熟悉，这一章也只会介绍ABLLS-r的评估内容而不会涉及VB-MAPP。

ABLLS-r手册也称为语言及学习能力评估。它除了作为一个评估学生当前能力程度的工具外，也是一个系统的教学指引。这个评估手册把学生的能力分为四大类，包括基本能力、学术能力、自理能力以及活动能力。这四大类又分为二十五项，而每一项都有更详细的一系列细分课程，治疗师能够根据这本手册的课程指引针对学生的各项能力进行训练，从而提升学生在各方面的能力表现。

以下是四类能力的细分，希望能够帮助读者对这个评估手册所针对的能力有一个基本了解。

一、基本能力：包括视觉表现，接收能力，模仿能力，游戏及社交能力和使用单词、句子、语法的能力，等等。

二、学术能力：如阅读，数学，写字及串字技巧等。

三、自理能力：包括穿衣，饮食，个人卫生及使用洗手间的能力。

四、活动能力：包括不同大小肌肉动作的能力。

从评估手册中所针对的各项能力可以看出，行为治疗并非只针对问题行为。以上提到的各项能力都是行为治疗训练的内容，甚至包括孩子的游戏能力及学术能力。每一项能力训练底下都细分成数个或数十个更精细的小项，例如，训练小肌肉时剪纸是一个课程，抄写是另一个课程，使用道具也是一个课程。由简单的课程如认数，到较为深奥的课程如加减数字，所有不同的课程加起来，便结合成长到数百页的评估手册。

　　每一位学生初次接受训练之前都需要做一次评估，把每一项能力的几十个课程内容都大概测试一遍，好让治疗师知道学生当前的能力，然后能够为学生量身打造最适合他们的个人治疗方案。而开始进行训练以后治疗师会因学生的进度加减课程，每一个学生大概会有十几项课程同时进行，而且除非学生成功完成所有有需要的课程（表示学生能力水平很高）或自动退出，否则会不断地增加新课程。其实强化行为干预也是一个有系统的、源源不绝的学习过程。

第三章　接受你所有的优点和缺点

　　家有自闭症孩子，最痛苦的可能是父母。自闭症孩子的康复训练过程漫长而艰辛，且不能随意中断。要帮助自闭症孩子成功康复，除了治疗师的努力，父母需要承受更大的压力，做出更多的牺牲，付出更多的爱。有了爱，自闭症孩子才不会孤独。而这些年，我在跟自闭症孩子和家长的接触中，感受最多的就是爱。

3.1 聪明姐姐与活跃弟弟

这并不是一个关于自闭症的故事，但却是一个关于发现孩子的特殊之处，然后用正确的态度去面对的故事。

来我家帮忙做清洁的姐姐突然有一天问我："你是不是和有自闭症的孩子工作呀？唉，我觉得我的孩子不对劲……"

我觉得奇怪，便问："你儿子怎么了啦？不是说平常很爱玩的吗？"

清洁姐姐便开始向我诉苦："是很爱玩，但一点都不喜欢学习呢！让他做功课好像要了他的命一样。他和邻居玩耍可以玩一整个下午也不觉得累，但一回到桌子做功课便懒洋洋的，好几个小时都做不完！"

我说："那和平常的小孩子也没什么差别呀？小朋友不都是爱玩吗？"

"但总不会差别那么大吧！玩游戏的时候聪明得很，做功课的时候明明一分钟前才纠正了他的错处，可他转眼又在同一个地方犯同一样的错！还特别多话，又容易分心，坐在椅子上不到一分钟就要这样要那样的，总之就不愿意好好坐着做功课！"清洁姐姐越说越激动，"他好像连简单的知识都学得很辛苦，前几天老师还特地打电话给我，说他在学校上课时也很易分心，扰乱课堂秩序。我骂过不知多少次了，还是这样！"清洁姐姐说完小儿子的问题，又拿出她的大女儿和弟弟相比，"我都不明白怎么姐姐学习那么好，弟弟却一点儿也不像她！他姐姐也只在读五年级，但已经会在学校时便完成当天的作业了，放学回家后更至少会练习一个小时的钢琴！姐姐成绩好，我便让姐姐放学后指导一下弟弟的功课。她陪着弟弟做了很多练习，但弟弟总是出错，又常常分心，弄得姐姐非常生气。"

我听清洁姐姐说完，便说："其实这也跟普通的男孩子和女孩子差不多啊，特别是你儿子还小……"

"不是！"清洁姐姐立刻打断我说，"总之我觉得有点问题，你们有没有什么问卷可以检查呀？"

"有是有，"我回答说，"但是这并不在的我职责范围，你儿子的情况我也不能够胡乱跟你说他有什么问题，不过在网上能够找到一些例子，你也许可以看一下。"

清洁姐姐说："哎呀，上网这些事我不懂，不如你帮我找一下吧。"

我答应了，便邀请她一起，根据她的形容词在计算机上进行了一些简单地搜索。我们根据搜寻结果的建议，选择了一个有关专注力缺失的简单问卷，开始逐项填写。在填写问卷、进行对比的时候，清洁姐姐对每一个问题的答复差不多都是"对呀""就是这样""完全就是我儿子"……听着听着连我都觉得她儿子不是普通男孩子好动那么简单了，最后问卷的结果也显示，清洁姐姐的儿子有过分好动的倾向，提议她向专业的心理学家做一次详细的检查。

虽然我对问卷的准确性抱有怀疑，但也感觉不能随便否定这个结果，于是便对清洁姐姐说："虽然问卷调查给出了这样的建议，但这始终只是一个非常浅显的问卷，不能保证绝对准确。不过既然你已经有这样的怀疑，不如先回家和你先生谈一下，提及这个问卷，再一起决定要不要约专家会面？"

清洁姐姐听了我的话，立刻便慌了，开始努力说服自己："不会吧，他只是比较好动吧。他姐姐那么聪明，弟弟虽然不勤奋，也不会太差吧？"

看着慌了神的清洁姐姐，我安慰她说："不用担心，这个问卷的结果不一定准确，最重要的是你作为母亲对孩子的感觉。你心中有所怀疑时，就算问题不大，和家人商量一下也是好的。"

清洁姐姐听罢立刻反对说："没用的！我也跟家里提过我儿子的问题，但我只是稍稍提及他做作业时很懒惰，孩子的奶奶和小姨便立刻指责我，说不可以说孩子笨。我先生也不管，我提了孩子的问题也总是没下文……"

看着清洁姐姐说着说着话题便偏向了家庭争执，我连忙打断她道："儿子是你和丈夫的，商量也是你们两人的决定。纵使其他人不以为然，但你和丈夫才是最了解孩子能力的人，绝对不能因为别人的影响而对孩子的问题放任不理。"清洁姐姐接受我的说法，最终我把地区儿童服务机构的电话及网站数据交给她，并鼓励她回家与先生认真地商量一下。我不知道清洁姐姐最终有没有打电话去服务中心，但我还是很高兴至少她答应会与她丈夫提及这件事。

虽然这个故事与自闭症没有太大关系，但这个经历我却觉得很宝贵。清洁姐姐为什么能那么快便由反对到接受，最终认真考虑带儿子去会见专家？因为她也清楚，作为妈妈，自己是最了解儿子能力的人。最初反对的原因除了觉得"没那么严重"之外，也有家庭压力的因素。要在一直反对她对儿子作出任何负面评价的家里，提出儿子可能需要更专业的帮助的想法，她会遇到多大的质疑，遭受多大的压力可想而知。但纵使如此，她更明白比起孩子的状况，面对家里的压力反而不是重点了。作为一个妈妈，孩子能够健康正常地成长绝对是被放在首位的。况且若只是正常程度的活跃好动，会见专家也能够真正解除心里的疑虑，彻底放下心来，对家长和孩子也毫无坏处。虽然那份网上问卷未必准确，但它至少能让家长对孩子的现状引起重视，也不失为一个好的提示。作为最了解孩子的人，父母应该会最早发觉孩子的不适与特殊之处。假如你心有怀疑，那就代表你已经察觉到孩子的一些状况了。这个时候相信自己的直觉，带孩子去做一些详尽的检查，绝对是利大于弊的行动。

3.2 接受，爱护，并为你付出一切：杰森太太的表白

　　某次，在和以前的同事的交谈中，我们说起社会上对行为治疗的需求日益增大。她提到自己创办的治疗中心时说，每天都有很多家长打电话向她咨询有关自闭症及行为治疗的事情，她也常常因为要回复家长的咨询而忙到深夜。刚刚得悉孩子患有自闭症的家长在电话里都显得忧心忡忡，并对治疗开始的时间表现得非常急切。面对孩子不明朗的前途以及在未来可能会遇到的种种障碍，许多家长在最初的震惊和不知所措后，一般都能迅速调整好心态，以非常积极的态度去响应孩子的需要，并努力为孩子提供一个最适合的学习环境。我因工作关系有幸认识了许多经验和阅历都极为丰富的家长。在他们身上我看到了父母亲对孩子无尽的爱和付出，他们为孩子所做的一切令我深有感触。

　　杰森先生和杰森太太有一对可爱的孩子。患有自闭症的哥哥杰米胆小又害羞，只有在熟悉的人面前才会展现活泼爱笑的一面。在家里，杰森先生和杰森太太对孩子的教育非常重视，也很注重两个孩子间的互动。弟弟比起哥哥杰米更加活泼，有时候玩得兴起便会忘了哥哥的理解能力比较差，此时爸爸妈妈便会适当地介入，教导弟弟以较为温和及简单的方式和哥哥对话。每次周末过后，我总能听到杰森先

生和太太说着上个周末他们一家去过的地方，发生的趣事。这对聪明的父母总能很好地把他们外出的经历当作教材，例如，让杰米描述他在周末遇到的趣事，或询问他有关游玩时的细节等等。多亏杰森先生和太太的用心教导，杰米的自助能力以及沟通能力都得到了良好的发展。

上课时，我喜欢和小朋友在家里的各个房间穿梭，把屋里不同的对象作为教材。例如，教导食物时我会带着学生跑到厨房，把冰箱内的水果、牛奶等通通放到餐桌上，在真实的环境用真实的对象教导食物的名字；教导加减数目时我们会走到屋外的私家柏油路上，用粉笔在地上写出一道又一道数学题。这样学生在对教学的对象感到新鲜之余，也会因为能够离开桌椅四处走动而在学习过程中表现得比较活跃。

这天我和杰米便在家中跑上跑下找寻合适的学习用具，而需要用到的却是放在杰森先生和杰森太太房间里的相册。出于对家中主人的尊重我只有暂停杰米已经建立起来的学习兴趣，对杰森太太说："杰米今天很喜欢看旧照片呢，假如可以的话，可以请你在下一节课中为我们准备一本家中的相册吗？我们可以教导人物、地方，甚至可以让杰米写故事呢。"

杰森太太听到后，便说："我们家的旧相册啊，大概都压在箱底了。你等我一下，我现在就去找几本给你。"

我听到后连忙说："不用那么急！我们也不一定今天要！"

"没事，"杰米太太说，"又用不了多少时间。"立刻把放在房间收纳柜深处的相册通通找了出来，并把厚重的相册搬到我们学习的房间中。看着堆成一座小山似的相册我感到非常不好意思，连连向她致歉并道谢，而此时杰森太太却说了一句让我一直铭记于心的话："不要不好意思，一切都是为了杰米。"

简简单单的一句话，却令我印象深刻。因为这并非是一句空话，这个家真的为杰米作出了数不清的改变。

杰森太太从杰米确诊为自闭症以后便放弃了工作，整整八年间一心一意都在家里照顾杰米。直到今年两个孩子都长大了，也开始能够照顾自己了，杰森太太才重新外出工作，帮家里减轻经济负担。而杰森先生除了一直是家中的经济支柱外，他也是与杰米身后的治疗团队沟通的主要联络人。每一次的临床评估及大大小小的会议，杰森先生都会请假出席，亲自听取心理学家、言语治疗师、行为治疗师及老师的意见。除此以外，杰森先生对杰米的教学计划也非常了解。他明白每一个课程的真正目的，也能够对课程目标及教学手法提出独特的见解。

在这个并不富裕的家中，杰森先生和太太除了为生活努力奔波之外，还要兼顾两个孩子的成长教导。这个家庭的生活幸福又平凡——孩子努力学习过后便可以玩耍看电视，言行有不妥当之处父母会加以教导，周末及假期全家会一起上教室及外出游玩。在这些温馨的背后，是杰森先生和太太在这八年间为了教导杰米而作出的努力和付出。杰森太太的那一句"一切都是为了杰米"，是她对这些年生活的感慨，也是他们一直谨守并会继续坚守下去的诺言。

3.3　你是最棒的明星：史密斯先生给太太的母亲节礼物

每一个周一和周三的下午，我都会心情愉快地去学生诺亚的家里。诺亚是我所有学生中日常表现跟同龄孩子最接近的一个。只有四岁的诺亚性格非常阳光，俏皮又爱撒娇，是会被每一个人捧在掌心疼惜的孩子。虽然患有自闭症，但诺亚并不需要强度很高的训练，事实上他非常聪明，对新知识的吸收极快，只有四岁却已经能够完成小学一年级的双位数加法。诺亚所需要的，只是一些社交技巧，例如，在幼儿园里和其他同伴有冲突时，或者在家里稍有不如意时，除了哭泣以外的应对技巧。而我和诺亚的每一节课，都是在轻松的气氛和欢笑中度过的。

诺亚的父母史密斯夫妇是一对事业型的父母。大部分上课的日子都是外公外婆在家中照顾诺亚，但爸爸妈妈偶尔也会提早下班回家，身着一身笔挺的西服和我讨论诺亚的表现。诺亚的爸爸妈妈对待孩子和蔼又理智，会认真聆听诺亚的各种言论，也会以平和的语气解释及要求诺亚完成力所能及的家务活动。关于母亲节礼物这个故事，发生在去年的五月。

母亲节那天诺亚的妈妈刚好提早回家，于是我们和当天在家中照顾诺亚的奶奶一起开始闲聊。她们的话题总是离不开诺亚，而当天更是不断提起作为一名母亲的感想。闲谈之间，史密斯夫人指着墙上的一张心意卡说："你知道吗？这张卡是诺亚爸爸昨天送给我的。他还送了一本书给我当作母亲节礼物。"史密斯先生送给太太的那本书，正好我也知道。

那是一本讲述一个患有自闭症的小孩的真实故事书。书籍以母亲的视觉讲述了把孩子送到特殊教育学校，又因为觉得学校对孩子的教育起不了作用转而把孩子送到主流学校，最后孩子才十几岁便被培养成为国际知名的数学家以及天文物理学家的故事。

诺亚的爸爸以这本书作为母亲节礼物，真的非常贴心。因为除了孩子跟这本书的主人公一样同样面临患有自闭症的困扰外，更因为故事主人翁的妈妈作为一个母亲，在面对那样的逆境时仍然能坚强面对，最终为孩子以及整个家庭打破了困境。而书里面的主角最终能够如常人般成长，确实能带给处在同样处境中的家长一个非常正面的信息。

由于诺亚是能力非常高的孩子，在普通学校上课之余，整个家庭也是刚刚接触行为训练，诺亚的父母其实对自闭症的特征并没有非常全面的认识，他们对诺亚的期望也非常高。诺亚的妈妈曾经说过，当初知道诺亚患有自闭症的时候，感觉生活就像是被黑暗笼罩住了。看着聪明伶俐的诺亚，她怎么也想象不到他患有自闭症，拥有那些不爱与别人交谈沟通，以及社交能力狭窄之类的症状。在诺亚确诊的初期，她每天都感到挣扎。看着诺亚每天在身边甜甜地索要拥抱，笑着说着满是童真的话语，对比起从书本和网上认识到的各种自闭症特征，纵使诺亚是高功能的自闭症患者，妈妈也时刻担心着，担心诺亚总有一天会退步，或是突然变得不爱和别人说话等等，身心承受了极大的压力。而那天我听诺亚的妈妈提起这本书的时候，语气里却满是惊奇，甚至情不自禁地把书中的主角与诺亚的数学天分进行对比。我相信这本同样讲述高功能患者的自传，让诺亚妈妈看到了自闭症的另一面，并在母亲节的这一天，带给了她更为正面看待自闭症的力量。

第四部分

学习与成长

第一章 社交，沟通与行为

　　作为治疗师，没有什么比看见小朋友进步更令我快乐的。学生在经历过或长或短的应用行为分析训练后，很多都展现了不同程度的进步。我经常会听到孩子的父母或老师感叹他们在训练前后的改变，而这一切都令我非常感动，也让我觉得其中所花的心思和时间物有所值。在这一章里，我希望能够跟读者分享一下几位学生前后的转变，让读者也能体会一下一名普通治疗师的满足感。

1.1 来交朋友吧！诺亚的电影，模仿与实习训练

上一章提过，诺亚是能力非常高的孩子，他所需要的只是一些社交上的应对技巧，让他能够以哭泣以外的方式去应付日常生活中遇到的不快。

在开始训练前课程主任曾特地前往诺亚的幼儿园进行观察，查看诺亚的在幼儿园里与同伴的交流方式。诺亚在幼儿园中同样的活泼开朗，但往往遇到问题时却不懂得解决。例如，诺亚在看上同伴手中的玩具时会先有礼貌地询问一声："可以借给我玩吗？"但在同伴拒绝后，依然很想得到玩具的诺亚却会不断地触碰别人手中的玩具，甚至希望在同伴不以为意时把玩具抢过来，直到最后被同伴一手推开，便会哇哇大哭。

课程主任观察了几天以后，决定把社交技巧部分作为诺亚最重要的课程，配合其他如数学、识字等课业上的学习，让诺亚每星期上六个小时的课。我和课程主任一起构思了几种不同的社交技巧训练，最后决定使用工作纸、故事，以及短片的组合去教导这些可能难以理解的技巧。

诺亚非常喜欢这些训练，他认为看"电影"、做工作纸等，是非常有趣的事。每一堂课我们都会打开我带来的手提电脑，让诺亚亲自

动手把光盘放进去再播放短片，主题从一些简单的如"说早安""问候"到"争吵""在餐厅里等待"以及"保持话题"等，逐步增加难度，提升社交技巧。期间我们至少会把短片回放一次，让诺亚逐个指出短片中主角的错误，再讨论什么才是正确的做法。

例如，光盘的第一课是关于"问候"。首先，我和诺亚一起观看整段短片，然后倒回重新再看一遍。只见短片中有一位女孩从街角转出，途中遇上一位坐在长椅上的朋友时，便停下来向这位朋友打招呼。此时我便会停下光盘，问诺亚："诺亚，当你遇到认识的人时，应该要说什么？"

"早安！"诺亚很快便回答说。

"答得好！"我说，同时重新按下播放键。果然，短片中的女孩向朋友说了句你好。此时我又停下播放键问："那你猜一猜朋友会怎样回答？"

"他会说你好！"诺亚回答。

"他还可以说什么？"

"嗯……早安？"

我又按下播放键，慢慢和诺亚讨论短片中的每一个情节。短片放完后，我们便会对照当天短片的主题，作一个角色扮演游戏。某次诺亚提及他的同伴在幼儿园里抢走了他正在玩的玩具，更说出不礼貌的话，于是我们便以角色扮演的方式重现了当时的情景。

"诺亚，现在我会扮演同学，抢你的玩具，而你要想好怎样阻止我喔！好，开始！"

诺亚满脸兴奋地拿起身边的玩具，装模作样地把玩起来。而扮演同学的我，便慢吞吞地走到诺亚身边，突然一把抓过他手中的玩具。

"诺亚，"我悄声提示，"这时候你可以说什么？"

诺亚想了想，说："嘿！我不喜欢你拿走我的玩具，你可以等轮到你的时候再玩！"

我满意地点了点头，说："喔，好的，对不起。"然后这一轮的扮演游戏便结束了。

我们会围绕当天的主题，假设诺亚有可能会遇到的难题来进行各种角色扮演游戏，为我们讨论出来的各种应对方法进行反复练习。诺亚非常喜欢这种游戏，每一次都认真地提出不同的应对方法，为的就是可以多进行几次角色扮演游戏。由于诺亚的思考力很强，我便从网络上找来色彩缤纷的工作纸，每次都对照当天的主题让诺亚把想法写在纸上，至少完成一张，以便下一堂课重温。除此以外，我们也会一起进行一些有关社交技巧的小手工，如用每一张颜色纸代表一节车厢，在上面写上谈话时的各个部分（如：问候，提出问题，回答问题，转换话提，找原因，说再见），然后把颜色纸拼接起来造一架"谈话火车"；或者用花盆、竹签等制作一个"说好话盆栽"，把每一个称赞别人的词语写下来贴在竹签上，再插在花盆内，加上装饰。

通过短片、工作纸、角色扮演等方法，诺亚的社交技巧在短短一年内获得了很大的进步。课程主任一年后再次造访幼儿园，惊喜地发现诺亚展现出在训练时学习过的社交技巧。幼儿园的老师也不断称赞，说诺亚待人接物的技巧比以前成熟了许多，现在与其他同伴相处融洽，也极少发生像以前那样稍不如意便哭骂不止的情况，令课程主任和各个治疗师都感到非常满意。

1.2 长不大的女孩要长大了！

　　我和丽莎进行训练已经两年有余，可现在已经快七岁的丽莎身型仍然跟三岁小孩子差不多，甚至比她弟弟两岁时还要瘦弱，让人情不自禁地把丽莎当作小婴儿一般地疼爱着。但经过长时间的接触，我们发现，丽莎所知道的知识绝对比三岁的小孩多得多。她能够有技巧地使用仅有的词汇进行沟通，也能应付各个针对她年龄的课程。丽莎的学习能力特强，给人的感觉就像海绵一样快速地吸收着身边各样新鲜的知识。每一次与别人说起这个长不大的小朋友，我都会感慨万千，想当初她连两分钟都坐不住，而现在却能和我坐着学习两小时。

　　由于外表像个幼儿，又非常喜欢撒娇，不认识的人根本不相信丽莎比班上其他所有学生都要年长。班上的老师最喜欢抱着丽莎上课，经常在给学生读故事的时候让丽莎坐在腿上，就连班上的同学们，一个个也喜欢黏在丽莎身边，像保护妹妹的哥哥姐姐一样。在这样的环境下，丽莎变成了大家眼中的小公主。只要一个眼神就有同伴帮忙拿下够不着的东西，一接近同伴们就热情地把手中的玩具都让给丽莎，加上吃饭有老师喂，午睡时又有大人在身边陪伴，丽莎在学前班的日子过得实在很舒畅。

　　有一天我带着小朋友在教室门口排队，准备搭校车外出旅游。在排队的时候，丽莎前面的小男孩转过身摸摸丽莎的头，然后牵起她的手说："丽莎，你准备好了吗？你要好好地排在我旁边喔！"此时丽莎身后的女孩子探出头，对小男孩说："丽莎待会可以和我一齐坐校车！"女孩伸出双手，尝试抱起比她小不了多少的丽莎，"丽莎你说好不好？"

我在旁边连忙出声阻止道："好了，大家都要好好排队。你先把丽莎放下来吧。"

女孩放下丽莎，弯下身便拿起丽莎脚边的小背包，说："丽莎，我帮你拿着好不好？"前面的小男孩见状，连忙从丽莎的背包里抽出水壶，打开盖便要喂丽莎喝水。

我哭笑不得地看着像洋娃娃一样被摆弄的丽莎，出声打断两位同学，半开玩笑地问："你今年多大了？"

小男孩立刻很骄傲地回答我说："我下个月就六岁了！"

我接着问："那你知道丽莎多大吗？"

小男孩看看我身旁瘦小的丽莎，说："三岁？"

"丽莎比你还要大！"我笑着说，"她已经六岁啦！"

"不可能！！"小男孩大叫一声，然后像是要确定我真的没有骗他似的再次问道，"丽莎真的六岁了？"

"对呀，她真的比你们都大。"

结果小男孩像知道了什么了不起的消息一样，扭过头便抓住他前面的另一位小朋友说："你知道吗？丽莎已经六岁了！她比你和我还要大！"

看着这几位小朋友知道丽莎的真实年龄后的反应，我趁着这个机会，笑着对围成一圈的小朋友说："其实丽莎也是大孩子了，她也可以自己做很多事的。因为丽莎还需要学习，所以大家记得要给丽莎多点机会练习喔。"我对刚刚想要给丽莎喂水的小男孩说，"你可以把水壶还给丽莎，她要喝水的时候，便可以自己带着喝。"

小男孩听罢温柔地拉过丽莎的手，把水壶小心地放到丽莎手里："丽莎，你自己喝吧，可以吗？"

我在旁微笑地看着这一切，觉得心都要融化了。

丽莎经过一段时间的训练，教室的老师在治疗师的不断提点下，已经慢慢习惯了让丽莎独立地进行一些简单活动，例如，准备自己的午餐座位，或是自己把玩过的玩具收好。而在治疗师的坚持下，老师也不会再把丽莎抱在腿上，像婴儿般哄着她，这也为丽莎提供了更多能训练她独立能力的机会。而有一天课程主任更是特地来到幼儿园，向老师借了一点学习时间，跟全班的小朋友解释说，虽然他们帮助丽莎的行为非常成熟，但丽莎也需要自己进行练习，不能每一次都让小朋友帮忙。课程主任还提醒班上的同学，说丽莎其实和大家一样大，已经不是小婴儿了，所以同学们不能再像对待弟弟妹妹一样地对待丽莎，而是应该像平常和朋友玩耍一样对待她。

不得不说这些小朋友都非常聪明。渐渐地我发现班上的小朋友不再只是相让及容忍，也开始像对待平辈一样对待丽莎。例如，有一天丽莎想直接从同学手中拿玩具玩，换作从前同学会宠溺地把玩具让给丽莎，但那天同学却挡着丽莎的手，认真地说："丽莎，你要等轮到你的时候才能玩。"我在旁边听到后，默默地举起大拇指，感觉这位同学真有做大哥哥的潜质。而在游乐场里，同学们也不再把丽莎当作小婴儿，只想把她抱起放到婴儿秋千上，而是会让丽莎跟着大家爬高爬低，一起挑战较高的滑梯。较为亲密的小朋友还会特意邀请丽莎一起参与游戏，兴奋地跑到她面前说："丽莎！我们一起玩狐狸先生几点钟。"然后便牵起丽莎的小手说，"丽莎，这边！待会你跟着我一起动，我停的时候你也要停下，知道吗？"女孩拉着丽莎一起跑来跑去，之后更是尝试用行动去教导丽莎游戏的规则。丽莎虽然不明白游戏的规则，但跟着班上的小朋友疯跑，也显得非常开心。

班上的同学渐渐地一起承担了教导丽莎的任务，即使有时候仍然喜欢把丽莎当洋娃娃般抱在怀里，但他们同时也记得把回答问题等学习的机会都让给丽莎。才四五岁的小朋友就能记住课程主任对他们说过的话，也能配合治疗师及老师齐齐为丽莎的学习出一份力，我为这群小朋友感到非常骄傲。在老师在同学的配合下，丽莎在幼儿园内得到了更多的机会训练各种基本的自理能力，纵然不是强化行为干预的时间，老师和朋友也能够在治疗师不在的时候帮助丽莎进行练习。

1.3　那一句"不知道"——从沉默到表达

　　遇到不懂的问题时我们大多都会说一句"不知道"。大家还记不记得当初我们到底是怎样学会说这一句"不知道"的呢？我想大多数人都是由沉默开始，然后学会摇头示意，再变为开口说出"不知道"。这是一种很自然的过程。那自闭症的儿童呢？我见过一直保持沉默的小朋友，也有立刻开始自言自语转移话题的小朋友，也有发脾气想把面前的东西推开的小朋友……对于自闭症儿童来说，学会说一句"不知道"并不一定是自然发生的学习过程。

　　我曾经短暂地教导过一位年约三岁的学生彼得。彼得非常聪颖，吸收知识的能力很强，也非常享受有治疗师陪伴能一起轻松上课的时光。彼得对学习新词汇很有兴趣，但在沟通方面却较弱，所以训练沟通能力便是我们和彼得的训练重点。

　　由于彼得年纪较小，所以我会在正式上课前先做一些幼儿园会做的活动。我们会先唱儿歌，然后学习看月历。彼得喜欢一边唱歌一面数出今天的月份、日期和星期（也往往十分准确），然后再把写上正确答案的贴纸贴在特制的月历上。数过年月日后，我便会牵着彼得走到窗边，教彼得看天气。每次我都会问彼得："彼得，看看外面，今天的天气怎样？"然后彼得会看着外面炎热的太阳，告诉我："今天下雨！"

最初训练时，彼得对于拥有开放式答案的问题显得很没自信。当我问"你今天好吗？"的时候，彼得会因为不知道怎样回答而紧张得连词都忘了，然后会说出一连串奇怪的词语，最后让我不得不打断他，从而放弃再问他"今天好吗"这一类问题。

一次我和彼得一起做数学题，刚开始彼得一笔一画，认真地计算着，而我坐在他的对面也专注地挑选下一个题目，只有我们两人房间里一片宁静。"呀！"突然彼得发出一声尖叫，我抬头一看，只见彼得一把把手中的铅笔扔掉了。

"彼得你怎么了？！"我第一反应是彼得受伤了或是头痛，赶紧问他到底哪里不舒服。

"呀！呀！呀！"彼得对我的问题不加理会，他一边闭着眼睛捂着耳朵，一边降低了声调继续叫喊。爸爸妈妈听到声音，很快便从房间来到客厅。

"彼得和我正在做数学练习，但突然就扔掉了铅笔，一边捂着耳朵一边尖叫。"我慌忙向彼得的父母解释。

相对于我的紧张，闻声而来的爸爸妈妈却很镇定地看着已经停止尖叫的彼得。"彼得，怎么了？是不是不舒服？"妈妈低声问道。

彼得看着妈妈，换上笑脸说："男孩生气了，说'呀，呀'。"

"那男孩为什么生气？"妈妈继续问。

"男孩生气，女孩哭了，妈妈说'不'。"彼得开始言不达意地说起了故事。

"呃，"妈妈转头对我解释道，"我想这些数学题对他来说太难了。彼得有时候遇到不懂的问题，觉得生气时便会这样，平静下来便好了。"

第一次遇见这种情况，我当时简直目瞪口呆，真想不到平日总是笑嘻嘻的彼得也会出现这种情况。

经过这件事，我一边小心注意题目的难度，避免难度过高让彼得难以接受，另一边也更加注重训练彼得的功能性沟通能力，经常提点他使用"我不懂""不知道""我需要帮忙"等句子。有时候我甚至会特意给彼得一些难以独自完成的指示，然后在彼得开口说出难以明白的句子前，立刻打断道："彼得，你可以说……"

"我要帮忙！"彼得顺着我的提示回应道。

"你能使用这个句子我真是太喜欢了！来，让我帮你。"大力称赞了彼得后，我立刻提供帮助，让彼得不用完成那些我特意给出的难题。至于彼得大喊大叫的发泄，我后来也遇到好几次，逐渐懂得冷静对待，不让彼得趁机逃避，每次都要求他使用完整的句子表达了自己的意愿后才提供帮忙或满足他的要求。

训练日子渐长，彼得越来越常使用"我需要帮忙"或"我不知道"等句子。纵然有时候会过分泛化，在不需要别人帮助的时候却要求帮忙，但总的来说，彼得大多时候能够恰当地进行求助。

有一天，彼得的另一位治疗师在她的课堂记录上称赞彼得，说他在感到困惑的时候说了句非常适宜的"我不知道"，治疗师惊喜得差点想为彼得开个派对庆祝。看到这段记录我感到非常安慰！原来彼得不但真的听懂了我不断重复的教导，而且还能够把学到的东西在其他环境下很自然地加以运用。这小小的进步其实真的花了我很多心血！

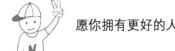

　　一直以来，我都很努力地教导每一个学生用言语去表达他们遇到的困难。有时候遇上年纪较大或高功能的学生，治疗师往往要用尽心思去制造一些让学生解决不了的情境。

　　例如，有一次上课时，我看见有一位治疗师在教室外鬼鬼祟祟地把门往外拉，我连忙扭头问身边的同事："她在门外干吗啊？"

　　同事笑着回答："她在教帕卡说'我要帮忙'。柏卡太聪明了，我们试过很多方法，给他制造了很多难题，可他都能够顺利解决，我们甚至把他的作业簿放到隔壁教室藏起来了，他都不会向我们求助，却会自己走到办公室拿过一本新的作业簿……我们现在想偷偷地把门拉住让他开不了门，然后向我们求助……"

　　我真的很佩服同事们的创意，因为我自己也经常需要制造一些情境，让学生向我求助，来练习使用"我不知道"或"我要帮忙"等语句。我希望让学生明白不懂并不是问题，重要的是他们可以让别人知道他不懂，从而让别人知道什么时候需要给他提供帮助。我严格要求我的学生，不能在不知道答案的时候保持沉默或走神分心，而是要学会说"不知道"。经过日积月累的努力，当我开始从学生口中频繁地听到这句话时，真的觉得无数重复的训练是值得的！

1.4 辅助性沟通训练：图片交换 VS 平板电脑

对待一般的学生我们会通过重复的口语训练来让学生熟悉、消化、再运用语言，那对待无言语的学生呢？其实也是通过重复的练习来让学生熟悉各种词语及句子的运用，只是媒介从口语变成了手语、图片及平板电脑等辅助工具。

我的学生卡莉便是其中一位无言语的自闭症患者。由于平板电脑近几年才开始流行，在使用平板电脑的辅助性沟通软件以前，卡莉只能以其他方式进行沟通。她的第一项辅助性沟通工具，便是一个放有很多小图片的迷你活页簿。卡莉那本小小的黑色活页簿中只有寥寥数页。翻开活页簿的第一页是几个常用的动词，如"看""吃""去"等等。活页簿的第二页是卡莉喜欢看的一些网上短片，第三页是平日她爱吃的食物，而第四页是会去的各种地方。活页簿的最后一页，即活页簿的簿底，比前面的所有活页都要长一点。而长出来的地方，便是放置整个"句子"的地方。例如，卡莉想要吃零食时，便会从第一页找出"吃"这个动词，放到尾页突出来的句子贴条上，然后卡莉会翻到第三页，找出食物如"饼干"这张图片，再把它放到句子贴条上，最后形成一句简单的句子"吃饼干"。

这种图片交换沟通系统（Picture Exchange Communication

System）并不简单。学生需要通过一段时间的学习才能使用。而卡莉刚刚开始使用这个系统时，我们更是尽量简化，只给她数张图片做练习之用。

卡莉很喜欢使用教室的计算机看短片，所以她的沟通训练，也是由这个嗜好开始。卡莉最初的活页簿只有"看"一个动词，以及数张印有短片图案的图片。

每天当卡莉坐在计算机前时，治疗师都会问："卡莉，你想看什么？"然后拉过卡莉的手，手把手地教她打开活页簿，从第一页撕下唯一一个动词图片"看"，把它放到句子贴条上。接着治疗师会帮忙翻到下一页，再问："卡莉，选择一个短片吧。"然后卡莉便会从数张图片中，撕下印有她想看的短片的那张图片，放到句子贴条上，再把句子贴条撕下来递给治疗师，完成整个沟通过程。

为了训练熟悉度，这一个"看短片"的句式我们一天需要练习至少十次。就是说卡莉差不多每一次坐在计算机前，我们都会让她使用她的活页簿，不断重复"打开第一页，找出'看'，翻到第二页，找出'短片'"这一个练习。

不久后卡莉的父母给她买了一部轻巧的平板电脑，并立刻装上了课程主任提议的、前面章节有提到过的辅助性沟通软件。为了训练卡莉使用平板电脑上的软件，我们特地给她制定了一个训练时间表：每天早上、正午及下午都分别有一节十分钟的训练课程，让卡莉专注练习使用这个沟通软件。

于是每天早上十点半，我便会拿出一大箱卡莉喜欢的零食通通倒在桌子上，然后逐个拿起问道："卡莉，你想要什么？"此时卡莉受不住零食的诱惑，会用手指指向我手中或桌上的一款零食。而我便会说："使用你的句子。"卡莉便会拿过平板电脑，打开零食的活页夹，手指飞快地在图文按钮上按来按去，最后造出类似"我想要朱古力"的句子。

在每段十分钟的训练课程中，卡莉并不需要做任何其他活动。我在桌子上不断放上卡莉喜欢的食物、饮料、玩具、游戏等物品，引诱卡莉不断地重复练习"我要××"这个句式。

拥有辅助性沟通软件后卡莉的沟通能力突飞猛进。由于软件中所有图文按钮都分门别类放在不同的活页夹中，用手指轻轻一碰便能打开活页夹或翻页，卡莉能够轻轻松松地找到想要表达的词语，比起从前需要翻开一页页的活页簿不知快了多少倍。在卡莉熟悉了足够多的图文按钮后，我们便开始训练她使用较为完整的句子。从前她只需单击"吃"这一个按钮治疗师便会立刻把零食送上，而现在卡莉需要多按几个按钮："我要"，"吃"，"零食"，才能得到同样分量的零食。如今卡莉的辅助性沟通软件内容已经非常多，拥有满满一整页的分类活页夹，包括了地方、人物、不同的食物种类、喜欢做的事情，以及需要用的对象等等。短短两三年的时间，卡莉从只会使用只有几页的简单图片交换沟通系统，到现在能够流畅地使用由三至四个图文按钮组成的完整句子，如"老师"，"我想要"，"原味薯片"，进步真的非常惊人。现在每天我都能收到卡莉使用辅助性软件要求吃零食的诉求，也为她能够熟练地使用完整句子感到非常骄傲。

1.5 坐不住的油腻腻女孩

很多希望接受行为干预治疗的自闭症学童，会进入市内非牟利机构发放的全额资助轮候名单。但轮候名单永远爆满，进入轮候名单的学童往往需要等待两年甚至更长的时间才能得到资助。前文提到过的四妹妹便是其中一个排队轮候的学童。四妹妹早在三岁的时候便被诊断患有自闭症，但却轮候了足足三年，即六岁时才等到资助空缺，而她在得到资助以前便需要自费请治疗师登门为她进行训练。

我是四妹妹的第一位治疗师。初次去四妹妹的家，我便和妈妈进行了一个多小时的交流讨论，希望把她的地下室改造成最适合的教学环境。可惜第一天进行训练时我到地下室一看，应该用来上课的地方甚至连能进行学习的桌椅都没有。地下室仍然堆满了家中多余的家具、电器，玩具和毛公仔多得都快顶到了天花板。我只好无奈地转头告诉妈妈："我们需要桌子和椅子才能上课呢……"

也许妈妈不放桌椅是有理由的。第二天上课时四妹妹根本不能静心坐下来，在椅子上坐不到三十秒便挣扎着想逃走，随后的十分钟我们便在地下室跑来跑去，希望能把四妹妹重新带回椅子。

几堂课下来，我对四妹妹的行为有了初步的认识，于是便在课后和妈妈讨论进行训练时可能需要用到的东西。首先，提出的便是能够进行学习的桌椅。虽然四妹妹不肯坐着，但这仍然是所有小朋友都需要习惯的一项生活技能。不要以为桌椅很容易找，四妹妹妈妈提供的全是不适合四妹妹身高的桌椅：第一节课，妈妈没给我们准备椅子；第二节课，妈妈给四妹妹拿来一张儿童椅，配上一张高大的成人书桌；第三节课，由于我希望降低四妹妹在上课途中离开座位的机会，于是特地请妈妈去找一张有扶手的椅子，于是妈妈给我们搬来两张庞大的咖啡椅——结果四妹妹不是不停把身体往座位里缩，就是从咖啡椅滑落来，最后她躲到了桌子底下。我想四妹妹家中也许没有多余的椅子了，只好拿了好几个坐垫，把咖啡椅的座位及背部都塞满，务求令四妹妹能挺直身体以及坐得跟桌子更近。

四妹妹不喜欢长时间坐在椅子上，最初的几个月，每堂课我们都以同样的方式开始。

"四妹妹！过来坐下，我们要准备上课啦！"我站在四妹妹的不远处，对正在地下室跑来跑去的四妹妹说。也许是我发出指示的方式不对，四妹妹听到我的话，不但不走向桌子，反而往离桌子最远的角落走去。

"四妹妹，过来！"我慢慢地走近满是杂物的角落，尝试把躲在老旧电视机后面的四妹妹带回座位。也许四妹妹以为我正在和她玩兵捉贼的游戏，一看见我走近，她就因为情绪紧张而大笑起来，随后更突然纵身一跳，整个人躲进了电视机旁边一个放满旧衣物的巨型木制衣柜中。

"四妹妹！快出来！"我怕她被堆积如山的衣物压到，慌忙伸手想把她拉出来。怎料四妹妹以为我在和她玩游戏，一边嘻嘻哈哈地推开我的手，一边整个人越缩越进去。几经辛苦，我才成功地把四妹妹带离衣柜和那堆旧衣物。

"四妹妹，坐好。"我坐在咖啡椅上，对桌子对面的四妹妹说，"我们先涂颜色。"四妹妹乖巧地拿起桌上的一支颜色笔，快速地在图画簿上乱涂。过了约半分钟，四妹妹扫来扫去的手肘就把放在桌子边缘的颜色笔袋撞到了地上。

"喔噢！"四妹妹看了我一眼，然后弯下腰，把头伸到桌子底下想要捡起笔袋。突然四妹妹像失去重心一般，整个人掉下了椅子，但还没等我惊呼出来，她已经灵活地稳住身子，弹起身来从桌子下往通往楼上的楼梯冲去。

"四妹妹！回来！"我立刻从椅子上弹起，一把抓住正跑上楼梯的四妹妹。大概是对逃跑计划被打断很不满意，四妹妹开始大声哭泣，并赖在地上不愿起来。

经过数次这样的较量，有一天我终于决定，让四妹妹和自己都舒舒服服地享受上课。于是我在地上放满厚坐垫，和四妹妹一起坐在地上进行训练，不再死板地坐在桌椅上学习。

四妹妹显然比较喜欢这种模式，虽然还是会突然站起来走动，但至少能够专注好几分钟才开始四处走动。而每学习一小段时间我便会与四妹妹进行其他活动，让她释放能量后再回来学习，也是有效增强专注力的做法。在此不得不提及一样我和四妹妹最喜爱的活动：跳弹床！

弹床绝对是每个活跃小朋友都应该拥有的头号玩具，而儿童型号的迷你弹床既便宜又方便放置在家中。当学生开始坐不住的时候大多便是他们要活动发泄的时候，当不能放他们外出疯玩时我便会让学生跳弹床。几分钟的跳动就能令小朋友过盛的精力得到发泄，还能够有效提升学生重新投入学习时的专注力。当然像四妹妹这种几分钟便需要活动一次的学生不可能每一次休息都跳弹床，所以我和四妹妹也很喜欢玩瑜伽球。没有几个小朋友不喜欢又大又可以坐着滚来滚去的瑜伽球。我常常让四妹妹腹部贴着球，我从后在她背上施加压力。四妹妹觉得这样让她感觉很舒服，不常开口的她每次都会要求我"多一点"。

我和四妹妹的训练，便在积极准备能让她发泄过剩精力的活动，以及想尽办法防止她在学习期间逃走中度过。短短两个小时的课，我和四妹妹不断转换着学习的场所。学习的进度常常因为四妹妹想逃走而被打断，再加上频繁的休息时间，我每每需要花上比教学更多的时间去让四妹妹回到座位。到了后来，训练四妹妹乖乖坐着逐渐成为了上课的重心。暂时忽视其他课程缓慢的进度，我们都要狠下心肠让四妹妹尽快习惯好好坐着。

接触的时间越久，我对四妹妹的喜好及了解就更多一点。慢慢地我发现对于爱吃的四妹妹，她最深爱的巧克力曲奇似乎是让她能好好学习的最佳工具。每一堂课我都会不时地用曲奇来诱惑四妹妹。每当四妹妹想要逃离座位时我便会问她："你还要曲奇吗？"而四妹妹永远都像被定格一样，眼睛瞪着曲奇说："要。"然后便回到座位。

我不断提醒她乖乖坐好便能够得到曲奇，而这一招对缺乏耐心的四妹妹非常有用。她往往会在听到提醒后努力按捺住自己浮躁的心情，只求在完成枯燥的学习后能够得到一块小小的曲奇。

有了曲奇的帮助，四妹妹的逃脱行为，以及她的大叫和哭泣逐渐变得容易控制。再加上频繁的活动时间以及防止她离开座位的其他措施，四妹妹躲进衣柜或跳上沙发的时间变得越来越短，而坐在座位上学习的时间变得越来越长。

　　终于某一天，四妹妹终于等到了轮候了整整三年的全额资助。由于四妹妹即将开始在非牟利机构接受全日训练，我和四妹妹在家中的训练也宣告终止。虽然我和四妹妹进行训练的时间不长，但仍然看得出四妹妹的进步——相比起第一堂课时连一分钟都坐不住便要逃走，在训练结束时妹妹可以坐着学习整整二十分钟呢！虽然我和四妹妹的训练已经结束，但这同时也是四妹妹真正接受强化行为干预的开始。我真心地期望这个爱吃又坐不住的小女孩，能够在训练中心的干预下拥有更快更多的进步。

1.6 孪生兄弟：克拉克成长的烦恼

在特殊学校工作，常常会看见患有自闭症的学童因为得不到想要的东西而大发脾气，出现一系列的问题行为。例如，昨天在教室里上课时，治疗师对正在玩计算机游戏的学生说："休息时间到了，是时候关上计算机回课桌上课了。"学生正玩得兴起，一听见要关上计算机，第一反应就是大叫："我不要！！"然后为了发泄，更是大力地推开计算机桌，用力跺脚，一直吵嚷了好几分钟才平复下来。这些就是我们称为"不合作"的表现。而比"不合作"更加严重的，便是会伤害到自己或别人的其他问题行为。有位治疗师告诉我，班上有一位学生生气时，就曾经把手中的咖啡泼向这位治疗师，当看见治疗师避开后，更是将整个咖啡杯扔向治疗师，击中了她的手臂。

前文提及的孪生兄弟就有一系列的问题行为（见"孪生兄弟与超级妈妈：创作力、容忍力与无私的爱"）。我曾经提到过，经过多年的治疗，克拉克已经能够和旁人正常地进行交流，不细心留意的话更不会注意到克拉克和其他小朋友的分别。每次我到孪生兄弟的家中进行训练，克拉克都会兴奋地在门口迎接我，喋喋不休地告诉我学校的趣事。但其实克拉克小时候和哥哥一样非常讨厌与人接触，无论是不是熟人，只要一踏进克拉克的一米范围内，他便会用尽全力放声尖叫，同时手脚并用，务求把入侵者推开。幸好经过长期的训练，如今克拉克已经能够接受旁人亲密的接触，甚至能给治疗师一个亲昵的拥抱。而除了身体接触外，小时候的克拉克更有其他一些比哥哥格雷更严重的问题行为。除了因为交流有困难所引起的焦躁外，克拉克也会在需求得不到满足时立刻放声尖叫。在训练期间克拉克会不停地离开桌子逃避上课，更会对要求他回到座位的治疗师拳脚相向，令治疗师们非常头痛。

事隔多年，克拉克的问题行为经过训练已经改善不少。如今的克拉克，看起来就像是一个心思细腻的孩子。由于已经回到主流学校上课，克拉克现在的烦恼大多来自朋友间的交往——乖巧的克拉克会因为不愿意和同伴一起恶作剧而受到排挤，也会因为反应较慢难以弄懂朋友间的玩笑，这让他感到非常难过和不安。但当回到家中，活泼健谈的克拉克就会把学校的趣事告诉爸妈，也会化身好奇宝宝，询问千奇百怪的问题。

如今已经摆脱了大部分的问题行为的克拉克，接受训练的目的也从减少问题行为变成了解决生活上的烦恼。某一次克拉克从学校回来时面露难色，妈妈便问："克拉克，怎么啦？今天学校做什么了？"

"妈妈，"克拉克扯着妈妈的衣角，问，"动物园里会有电梯吗？"

"什么？"妈妈不解地反问。

克拉克立刻解释道："老师说我们会去动物园，但同学说那个动物园有台电梯。我不想搭电梯。"克拉克有电梯恐惧症，小时候是绝对不会踏进电梯半步的。经过妈妈长时间的训练后，如今的克拉克虽然也愿意使用电梯，但每次到了电梯里，他都害怕得紧闭双眼，踏出电梯后才敢睁开眼睛。

"傻孩子，"妈妈听见后安慰道，"有电梯的话也会有楼梯呀，到时候你走楼梯不就成了吗？"

克拉克听后稍稍松了一口气，但仍然小心翼翼地问："真的吗？"

"真的！"妈妈摸了摸克拉克的头。

克拉克想了想，又说："那动物园真的会有楼梯？如果没有呢？"

妈妈笑着说："你要是担心的话，我们今天晚上就去查一下动物园的网页。"

"好。"克拉克乖巧地回应，"那如果当天楼梯封了不让使用呢？"

妈妈："……"

克拉克对某件事情或某个问题感到紧张的时候，会将同一个问题反复地问上好几十遍，克拉克的治疗师也遇到好几次这种情况。为了解决克拉克的这一问题行为，有一天，治疗师突发奇想，和克拉克一起制造了一本"烦恼小册子"。这本由几张颜色纸简单订装而成的小册子记录了克拉克所有的问题和答案，让他每一次询问的问题都有答案可寻，成效显著。

当旅行的日子渐渐来临，克拉克又一次问："妈妈，动物园里有楼梯吗？是不是可以不坐电梯？"

妈妈便对克拉克说："你不是有本小册子吗？上次我们已经把答

案写在那里了，所以我不会回答这个问题，你要自己在小册子中找答案。"

克拉克听罢转身就去把那本小册子找了出来，逐页逐页地查看，最后走到妈妈面前，说："妈妈，你看！这里写着'动物园里有楼梯，不想搭乘电梯的话可以选择走楼梯！'那我不搭电梯了，我走楼梯！"

"呼！"妈妈暗暗松了一口气。

还有一次，克拉克连续好几课堂都显得闷闷不乐，可无论治疗师怎么打听，都找不到原因，最后治疗师灵机一动，对克拉克说："克拉克，我近来很烦恼，不如我们制造一株'烦恼盆栽'吧！"治疗师随即找来一个小纸杯当成花盆，并把几支美术课上用的毛绒铁丝当作盆栽的枝干，然后拿出几张小纸条，对克拉克说："近来我的猫咪体重又增加了，令我非常烦恼，让我把它写在纸条上。"说完便刷刷几笔写了一张小字条，用绳子穿好挂在盆栽的枝干上。治疗师接着又说："这几天天气真差，我还想周末去游乐场玩呢。让我把这件事也写在纸条上。"治疗师拿起两张纸条，把其中一张递给克拉克，"克拉克，那你呢？如果妈妈忘记给你准备下午茶的点心，会让你感到烦恼吗？"

克拉克点点头，小声地说："嗯，有时候会。"

"那我们就把它写在纸条上吧。"治疗师递给克拉克一支颜色笔，让他写下"没有下午茶"这个"烦恼"。"还有吗？"治疗师一边帮克拉克把字条挂在盆栽上，一边问道。

克拉克想了想，说："我们要去动物园，我不想搭电梯，但是动物园可能没有楼梯。"

治疗师于是又拿起一张小纸条："那我们也把它写在纸条上吧。"

经过半个小时的写写画画后，治疗师发现，自己那两张作为例子的字条，已经被淹没在整树的小纸条中了。克拉克的烦恼竟然多得挂满了整棵小纸树，这让治疗师和爸爸妈妈都大感惊讶。

以克拉克现在的能力程度，他的学习课程已经脱离了基本的能力训练，而主要集中于社交技巧、自理能力及学校作业上。随着与主流社交圈子的接触越来越多，克拉克那小小的脑袋里装着的问题及烦恼也随之增加。我们希望克拉克能够慢慢适应这个社会的规则，在未来能够拥有属于自己的社交圈子，成年后甚至能独自生活及工作。不过看着如今的克拉克，再想想克拉克小时候的情形，我们其实已经觉得非常满足了。我也和兄弟俩的爸爸妈妈一样，对未来充满信心！

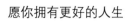
第二章　融合教育

　　在强化行为干预中，学生的训练内容及难度会随着年纪及能力的增长而增加。当学生的能力达到一定程度后，课程主任会为学生量身打造一系列的课程，让他们能够成功地融入普通学校，甚至是主流社会的生活。以下要讲的，便是刚刚升到主流学校就读的丽莎，以及正在努力融入社会的一班男孩们的故事。

2.1　长不大的女孩升小学啦!

虽说理论上，学生需要达到一定的能力程度才会开始学习一系列的融合课程，但由于种种外来因素，如达到上学年龄、资助减少等，某些患有自闭症的学童也会提早实现融合教育，即在能力未达到主流水平时便需要到主流学校上课。

我在书中多次提及丽莎，一路下来，大家对丽莎的印象也许就是那个弱不禁风，比弟弟还要瘦小的聪明女孩。但想不到的是，这样一个细小的女孩却有一天要背起书包，正式上学去了。

根据当地的政策，年纪大于六岁的小孩子就不能够再留在幼儿中心，所以丽莎从去年九月份开始便离开了幼儿中心，正式去上学了！我还记得为了能让丽莎顺利上学，我们做了许多准备，包括在开学前连续开了好几次由幼儿中心老师、小学校长，以及我们治疗师三方共同参加的会议。

那天来开会的小学校长是位神清气爽的中年男士。他当天穿着一件鲜黄的运动马球衫，一条充满夏日气息的卡其短裤，感觉就是一位豪爽的邻居伯伯。校长悠闲地走进会议室，坐下来，作了一番自我介绍后便直入正题："我们希望把丽莎，是叫丽莎这个名字吧？把她放到一年A班，而这位女士，"他转身向众人介绍坐在他身边的年轻女士，"便是一年A班的班主任。"

"大家好，"那位年轻的女士微笑着开口说，"我是A班的班主任琳达，我为丽莎的加入感到高兴。不知道各位能否和我们说说，丽莎来学校上课有什么特别需要注意的，以及她的接送会如何安排呢？"

我想了想，开口说："丽莎还不是非常独立，很多时候都需要一位老师在旁一对一地进行协助。"

"对，"坐在我身旁的丽莎的幼儿园老师对此很同意，"在幼儿园时我们都是有两位老师，基本上是一个人专心看着丽莎，另一人看顾其他小朋友。"

校长点点头，说："我明白，我们正在考虑为丽莎申请一位辅导老师，上学的时候全天都伴在丽莎身边。"

"那实在太好了，"我说，"丽莎还不能完全独立地上洗手间及进食，也不认得路，所以休息及午餐时，以及换尿布这些事情需要有人从旁协助。"

校长听到后惊讶地说："噢，她还在使用尿布啊？"

幼儿园老师说："对，她还在训练当中。"

"那看来必须为丽莎申请一位辅助老师了。"校长对班主任说道。因为学校方面最初对丽莎的能力水平并不是很清楚，所以对丽莎的期望与计划中有些偏差。在会议上我们不断为校长及班主任琳达小姐提供有关丽莎自理能力及理解能力等各方面的讯息，而学校也同时提出不同的方案，希望能帮助丽莎顺利度过从幼儿中心到小学的过渡阶段。我还记得讨论的话题甚至包括了学校的空气是否会让丽莎产生鼻敏感，第二年需要迁上二楼的教室时丽莎是否能够自己上楼梯，以及丽莎的向导犬是否可以陪伴她上学等等，极为仔细。我们简直恨不得能和丽莎一起上学，以便随时随地为她解决上学的各种难题。

最后终于确定了丽莎第一天上学的日期，那天也是我和丽莎进行训练的最后一天，也是由我驾车把她从幼儿园送到学校。

"到新学校了，丽莎。"我把车子停在学校的大门口，下车走到后座门边，"来吧，下车了。"我弯腰解开丽莎的儿童安全座椅扣，把还在拿着平板电脑看短片的丽莎抱下车。

拿过平板电脑，关上车门，我顺便拿起丽莎的粉紫色大书包。"丽莎，你拿着自己的水壶，我帮你拿着书包，走吧。"我牵起丽莎的小手走进学校大门，向左转了一个弯走到校务处。"你好，"我对校务处的职员打招呼，"我是来送一年A班的丽莎上学的。"

校务处的姐姐微微一笑，对我说："你好，请你在这里登记，琳达老师很快便会过来了。"

我和丽莎在校务处等了一会，很快琳达老师便带着满脸笑容向我们走来，并亲切地蹲下身跟丽莎打招呼："丽莎，你好。我们一起去教室好吗？"说完便牵起丽莎的小手，准备带丽莎到她的新教室去。

"麻烦你了，"我把手中的东西逐样交给老师，"这是丽莎的书包，里面有她的尿布、午餐、零食、毛巾等等，还有她的平板电脑，这个需要她自己一直拿着，以便她随时使用，还有这里……"我像一个普通的家长一样，喋喋不休地想把所有要注意的事情都交代好。最后我蹲下来与丽莎对视，最后一次和她道别："丽莎，你要乖乖地跟着老师喔，需要什么的时候记得要使用你的句子，放学时妈妈会来接你的。那，希望你有愉快的一天，我会很挂念你的。"我摸摸丽莎柔顺的金发，依依不舍地说，"来，给薇姬老师一个拥抱吧。"与丽莎拥吻道别后，我鼻子有些发酸，默默地看着一大一小两个背影手牵手地向学校深处走去。

我离开校务处，走向车子的时候还一直都在思考，不知道在幼儿园里那么依赖别人的丽莎什么时候才能够适应上小学后的各种变化。在小学，丽莎将要和同伴一起端坐在椅子上听课，午餐时不会有老师一口一口地喂食，午饭后也不再有午休时间。我无法想象丽莎独自抱着比身躯还要庞大的书包在学校内走动的情形，也不知道这个连独立上洗手间的训练都没有完成的女孩怎样才能边上学边进行训练。尽管如此，我仍然相信，新学校的生活能够带给丽莎新的冲击。在全新的环境下，学习能力很强的丽莎必定能够发现让她感兴趣的新事物，更可以学习及练习使用更多的词语及其他能力。

如今丽莎已经在学校度过整整一个学年，想必已经对学校的环境较为熟悉了吧。可我还是会常常想起丽莎，不知道她有没有长高长胖，不知道她近来的学习如何，也不知道她的向导犬是否得到许可能陪伴她上课。当初和丽莎在幼儿园训练时常常被她的倔脾气气得要死，可现在很久不见，我才发觉，我是真的很想念这个小女孩呢。

2.2　迈向终点：第七班男孩

强化行为干预中，大部分的课程目的都在于训练自闭症患者的独立能力，期望他们最终能够脱离父母及治疗师的帮助，应付成长后的生活。由于生活中实在有太多的技能需要学习、运用，训练学生在主流社会中真正独立生活的能力是一个非常漫长的课程，而我有幸通过工作的关系，认识到几位正在努力融入主流社会的学生，见证了他们成长的点点滴滴。这几位男生通通都是学校最高年级的学生，我们称他们为第七班男孩。

认识第七班的第一位同学，是在新学校工作的第一个早晨。在其中一个教室进行观察时，隔壁班的老师带着一位年纪较大的学生来到这个教室，并指名道姓说要找我。我当时感到非常奇怪，正百思不得其解时，那位老师却笑着解释说："是这个孩子知道有新老师来了，想要认识你喔！"我感到受宠若惊，连忙把他们迎到教室中间的会议桌子前，齐齐坐下来聊天。一坐下来，男孩便热情地打开了话匣，向我做起了自我介绍。在这里便称呼他为戴维好了。

在一来一回的公事式自我介绍过后，戴维突然话锋一转，问道："你的生日日期是什么时候？"

我虽然感到有些唐突，但仍然礼貌地回答说："是××年×月×

号。"

戴维听罢说了句："让我想想。"便真的沉默起来，不再言语。突如其来的冷场让我呆了一下，我趁机环视一周，却发现身旁的老师全都面带微笑，静静地等待着。数秒过后，戴维突然说道："那是一个星期六呢！"

我完全反应不过来，身边的老师这才解释说："戴维能够记住所有日子所对应的星期，他是说你出生当天是一个星期六呢！"

"不会吧？"我感到难以置信，立刻翻出手机查看自己出生的年份。"天呐！真是一个星期六！！！"

可戴维留给我惊叹的时间并不多，他很快就极感兴趣地追问："那你驾驶什么车？"

旁边的治疗师听罢立刻小声提醒我说："你千万要考虑清楚才说，不能对着戴维乱说喔。"

我听罢问道："车子从教室里的窗口望出去就可以看到，谁会乱说自己车子的型号啊？"

没想到这位治疗师不好意思地笑着说："以前戴维也问过我同样的问题，但那天我开的是一辆借来的银色的车，于是便把这辆车的型号告诉了他。结果过了很久以后，戴维忽然问我那辆银色的车子还在用吗。我当时感到奇怪，心想我从来没有银色的车子啊？戴维一直问了我好几次，我才记起那一辆他说的是我借来只用了几天的车子。他的记性真的很好呢！"

我听罢不禁大笑起来，但也记住了和戴维说话的时候一定要小心注意。从此以后我每次和戴维对话，都禁不住地想，他一定又会牢牢记住我今天所说的话，感觉非常特别。

第七班的男生全都很温柔也很有礼貌。例如，每次在学校门口遇见琼斯，他总会微笑着为所有经过的治疗师拉门，并加上一句："你先请"；而说话总是轻声细语的韦琪也会在走廊与我相遇时亲切地和我打招呼，更会热情地和我闲聊家常。

我经常在学校里看到第七班的男孩们接受训练的情形，他们的训练内容总是和生活息息相关。例如，第七班的每一位同学都要学习独自煮食，因此每天早上厨房总会飘来食物诱人的香气，而他们的制成品卖相也好得让我把他们的食谱通通打印了一份带回家！除了煮食外，同学们还需要分辨食物的气味：哪些食物还能食用，哪些食物闻上去坏掉了等等。这是一项非常实用的生活技能。

另外同学们也经常外出，在小区里练习使用银行卡、搭乘公交车、买菜，甚至去健身中心运动，以及去食物银行做义工，全都在为他们未来融入社会做准备。

第七班的同学现在仍然在接受各方面的训练。温柔的韦琪在练习使用正常的音量和别人沟通，琼斯正在追赶学业上的进度，而戴维则在练习分辨别人表现出来的复杂情绪（如烦躁、尴尬等）。我听说第七班的某些同学有望在不久以后便能够真正地从学校"毕业"，正式融入社会。我非常非常期待这一天的到来！

第三章 成长

　　由于每个患有自闭症的人的症状和情况都不同，我们不能期望每一位学生的能力都能够达到第七班同学的水平。对能力稍差的学生，我们仍然会提供全方位的训练，尽可能地训练学生的自理和独立能力，让他们未来能够在社会上立足。

3.1　终生学习：派报的男孩

在我刚成为治疗师时，曾经跟随课程主任一起去探访一位在家中接受训练的男孩。当天下午我们到达男孩家的时候，正值训练时间，母亲热情地引领我们走向地下室——也就是男孩和治疗师上课的地方。

通过狭窄的木楼梯来到地下室，一入眼的便是双腿交叉正坐在地上的男孩子，在他的身边放着好几堆色彩鲜艳的纸张。在和男孩打过招呼后，我和课程主任便一边与男孩的治疗师交谈，一边观察继续手中工作的男孩。

我们很快便发现，男孩四周摆放的全都是分门别类的报纸。而男孩总是有序地从每一堆报纸里拿出一张，叠放在一起，直至把所有报纸堆都拿遍了，再从第一堆开始，把这一过程重复一遍。直到男孩重复了六七遍，我们才后知后觉地发现，男孩正在叠的是一份报章！首先从第一页开始，然后第二页，第三页，等把所有的报纸都拿了一遍，一份完整的小区报章就这样被叠出来了。男孩叠好一份报章后，便伸手递给旁边的治疗师，然后治疗师便熟练地用胶绳将报章围成一卷，放在一旁。他刚刚卷好，男孩便递过来第二份，第三份……两人分工合作但又配合默契，就像一个迷你型的流水生产线！

观察结束前，我们帮着治疗师与男孩把一卷卷的报章放进小推车，推到街上。男孩独自推着车走在前面，每经过一户人家便弯腰拿起一卷报章抛到石阶上，动作娴熟。我们跟在后面慢慢聊天，听治疗师讲述这几年来为男孩进行的不一样的训练。为了训练男孩在小区生活的各项技巧，治疗师会带着男孩去游泳，到小区游乐中心玩攀石，还会去科学馆参观和看电影，努力帮助男孩增加在小区生活的经验，而这份派报的工作，也是治疗师帮男孩找的，为的就是在他成长以后，至少能有一技之长傍身。

　　这一次探访，让刚成为治疗师的我深刻感受到成长对自闭症患者所带来的压力，也终于明白，应用行为治疗并非一个有时限的简单训练课程。相反，它会随着学生的不同需要而有所改变，能不断提升学生的各项技能，解决学生成长时所遇到的各种困难，甚至在学生成年后，仍然能在生活中或工作中提供协助。

　　我曾经听课程主任提起，说她有一次看到有位清洁公司的职员一边戴着耳机听音乐，一边用工具清洗某幢大楼的玻璃外墙。她注意到那位职员工作时，这位职员常常像被定格一样身形一顿，但几秒后又继续工作。这让她感到很奇怪。后来才知道那位职员是位自闭症患者，他耳机里播放的，并不是什么音乐，而是预录的有关清洗玻璃窗的一堆指示！职员的动作之所以时不时停滞一下，是因为他要用心聆听每一个新动作的指令。他会停一停，听清指令，然后弯腰为工具沾上水，再顿一顿，接着站直身体开始清洗外墙。

　　随着从事应用行为训练工作的时间变长，我所遇到的客人也越广泛，我不断地为课程的灵活性及多样性而感叹。从幼儿时期的大、小肌肉训练，上厕所训练，吃食训练，到孩童及青年时期的执笔训练，数学训练，使用语句训练，一直到成人时期的社交技巧训练，情绪训练及自理训练，只要学生有需求，课程主任们总能够设计出一套合适的、具体的课程。我们只期望学生在完成一套量身打造的训练课程后，能慢慢提高各种能力及技巧，最后为自己在社会上找到一个立身之处。

愿你拥有更好的人生

3.2 他不重，他是我的兄弟

在开始写这本书之前，我已经决定给各个会在书中出现的小朋友取了名字。而在为杰米取名时（见"温顺可爱的哥哥：孩子在不同环境的分别"），我不假思索便决定让杰米成为本书唯一的哥哥。因为杰米有一个正在上幼儿园的弟弟，而这两兄弟的互动，是所有孩子中最为令我印象深刻的。前面章节曾提到两兄弟有一对慈爱的父母杰森先生和杰森太太。在严厉父亲的教导下这两兄弟一直都很相亲相爱，弟弟经常会在我和哥哥上课期间坐在旁边一起参与，甚至会邀请自己的朋友和哥哥结伴玩耍。我还记得当我和哥哥在客厅玩纸板游戏时，常常有朋友到访的弟弟会拉着朋友走过来围观。而当我邀请弟弟和朋友一起参与时，弟弟总会爽快回答说："好啊。"然后和朋友一起坐下来玩游戏，给哥哥杰米创造了很多和新朋友玩耍的机会。

训练期间每当弟弟在附近出现的时候，哥哥总爱走到他面前一把把他搂过来，再像小猫一样把脸贴在弟弟的脸上表示亲密。而这个时候弟弟便会成熟又冷静地一边躲避哥哥的纠缠，一边若无其事地跟我说话，很是可爱。每当我看到这种情形，都会被这两兄弟亲厚的感情打动，心中感到非常温暖。

成为治疗师以后，我不止一次见过患有自闭症的学生与家中的兄弟姐妹几乎毫无交流的情形。很多家人对自闭症孩子采取的沟通方式及教育方法跟其他子女的完全不同，这让人感觉自闭症孩子和其他兄弟姐妹像是生活在不同的次元。而家人也没有刻意地为患有自闭症的儿女制造和其他兄弟姐妹交流的机会，以致年纪相近的孩子竟然变得互不理睬，这样的情况不能不说很让人担忧。

亲眼见到哥哥杰米与弟弟两人这种亲密无间的关系，我在深感安慰的同时，也不免幻想两兄弟长大以后的情景。我打心眼里希望，弟弟会在成长中明白，在他们的父母老去后，他将会成为哥哥最最亲密的家人。看着相亲相爱的两兄弟，我希望弟弟将来能够承担起照顾哥哥的重担，并将现时两人间的那份纯真一直维持下去。

而这一首歌，是我觉得最能够形容这对可爱的兄弟的一首歌：

He ain't heavy, he's my brother - The Hollies

The road is long

With many a winding turn

That leads us to who knows where

Who knows when

But I'm strong

Strong enough to carry him

He ain't heavy, he's my brother

So on we go

His welfare is of my concern

No burden is he to bear

We'll get there

For I know

He would not encumber me

He ain't heavy, he's my brother

If I'm laden at all

I'm laden with sadness

That everyone's heart

Isn't filled with the gladness

Of love for one another

It's a long, long road

From which there is no return

While we're on the way to there

Why not share

And the load

Doesn't weigh me down at all

He ain't heavy, he's my brother

He's my brother

He ain't heavy, he's my brother

He ain't heavy, he's my brother

参考资料

《精神疾病诊断与统计手册：DSM-5》（*Diagnostic and Statistical Manual of Mental Disorders: DSM-5*），华盛顿，美国精神病学协会，2013

自闭症谱系障碍患病率，疾病预防控制中心（*Centers for Disease Control and Prevention*），2014

https://owl.english.purdue.edu/owl/resource/560/10/

有关自闭症的现状，自闭症（*Autism Speaks*），2014

http://www.autismspeaks.org/what-autism/facts-about-autism